**7**大养生总原则　**24**个养生穴位　**2**

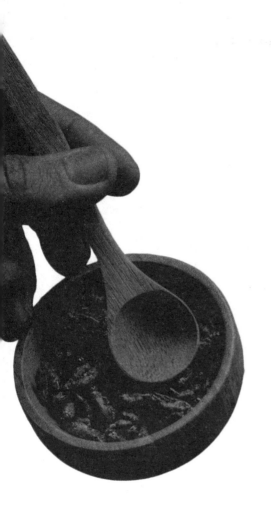

# 跟老中医学养生

雷秀珍 / 著

吉林科学技术出版社

图书在版编目（CIP）数据

跟老中医学养生 / 雷秀珍著. -- 长春 : 吉林科学技术出版社, 2025. 8. -- ISBN 978-7-5744-1889-9

Ⅰ. R212

中国国家版本馆 CIP 数据核字第 2025GX4954 号

GEN LAO ZHONGYI XUE YANGSHENG

# 跟老中医学养生

著　雷秀珍
出 版 人　宛　霞
责任编辑　宿迪超
助理编辑　郭劲松
封面设计　长春市阴阳鱼文化传媒有限责任公司
制　　版　长春美印图文设计有限公司
幅面尺寸　170 mm×240 mm
开　　本　16
印　　张　12
字　　数　200千字
印　　数　1～4 500册
版　　次　2025年8月第1版
印　　次　2025年8月第1次印刷

出　　版　吉林科学技术出版社
发　　行　吉林科学技术出版社
地　　址　长春市福祉大路5788号出版集团A座
邮　　编　130118
发行部电话 / 传真　0431-81629529　81629530　81629531
　　　　　　　　　　81629532　81629533　81629534
储运部电话　0431-86059116
编辑部电话　0431-81629517
印　　刷　长春新华印刷集团有限公司

书　　号　ISBN 978-7-5744-1889-9
定　　价　49.90元

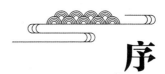

# 序

病人与医生最大的共同点在于：都想尽快把疾病治好。

而二者最大的区别在于：病人问的往往是"医生我得了什么病"，而医生要关心的是"你为什么出现这些症状"。也就是说，病人关心病果，医生关心病因。

于是，病人经常会问"我什么时候才能不咳嗽""什么时候血压能降下去""多久才能去掉斑点"……这是他们的关注点。可医生要弄清楚的是"你为什么出现咳嗽的症状，是外感引起，还是内伤所致？如果是外感，那么是风寒犯肺，还是风热，又或者是燥邪；如果是内伤，是痰湿蕴肺，还是痰热郁肺，又或者是肝火犯肺、肺阴亏耗"。

对于不同的病因，医生会给出不同的治疗方案。不找出原因，医生就无法对症下药，把疾病连根除去。所以大家会看到，同样的病证，医生可能给出完全不同的方子；而不同的病证，反倒用了类似的药物。

这也正是中医非常独特的地方，中医不是不关心症状，而是更在意根源，所以不急于消除症状，而是抽丝剥茧，从种种症状中找出根源所在，从而更彻底地解决病证。

此外，中医无比重视防病。翻阅古代的医书，大家会发现很多关于"上工治未病"的叙述。因为，没有生病时的各种预防措施，真的比生病之后的补救措施更划算，也更高明。

而中医的养生防病原则，则是要大家时刻关注自己体内的气血状态、阴阳平衡和五脏六腑等是否正常运行，如果发现问题就及时调整，不管你有没有生病。

只要养好了五脏、疏通了经络、有充足的气血、体内阴阳平衡，基本上就能少生病，甚至不生病，因为你体内的正气很足。用西医的话来说就是免疫力很强，所以能够抵御各种外邪、内邪的侵袭，把病邪消灭掉，不至于生成疾病。

那么，怎样才能知道自己的身体状况呢？有很多办法，并不需要你经常去找医生。比如，大家应该都有这样的体会，每个人身上都有一处或者一些薄弱的地方，每当身体稍有不适的时候，就会在那个"薄弱点"上表现出来。例如，有人一上火就脸上冒痘，有人一上火就咽喉疼，还有一些人是牙龈肿痛。总而言之，如果你留心总结，就会发现自己身上的薄弱点，它也正是你需要格外留心的地方。我们可以在这些薄弱点出现问题的时候，马上警惕起来，就能阻止病邪进一步发展。

生命总会经历生理性的衰减过程，即便是医生，也不大可能做到无病无痛。中医能做到的，是抵御病理性的变化，尽量让生理性的衰减来得轻一点儿、晚一点儿，即便做不到让病人鹤发童颜，至少也能精神矍铄，健康喜乐。

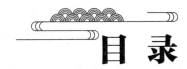

# 目 录

## 第四章　调阴阳、补气血、祛湿毒

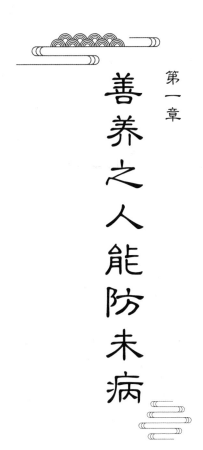

第一章

善养之人能防未病

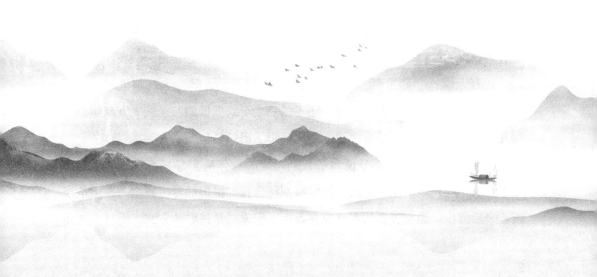

# 一、为何养生如此重要

## 1. 养生就是养护生命

在我看来，养生这件事是毋庸置疑的，就像在牙医看来，早晚刷牙、饭后漱口是无可争议的一样。

没有什么比生命更可贵，我们活着，就应该尽力想办法让自己活得更长，并且，还要让活着的每一天都舒坦、健康，这有什么需要质疑的。

可事实证明，不是每个人的观点都是一样的。不少人会问我："大夫，你瞧人家外国人，没听说他们养生啊，体质多好。"

那只是你没听说。在美国大街上到处都是保健品店，他们吃着维生素片和各种胶囊。这就是他们的养生啊，我们认不认可其理念是另一回事。

还有人说："养生啊，都是有钱人自己找罪受，瞧瞧大观园里那一家子千金少爷们，吃的喝的都多讲究，还不是一个个病恹恹的？瞧瞧人家刘姥姥，哪儿有钱养啥生啊，身子骨多硬朗，比贾母活得还长！"

这段话啊，只有一部分说对了，刘姥姥的身体确实好，不过那不是因为她不养生，而是她的生活方式，恰好特别符合我们提倡的养生原则——粗茶淡饭、辛勤劳作。锦衣玉食的贾母也在养生，但未必是最好的方式。而且，刘姥姥多么坚强乐观啊，这些正是养生之道。所以，即便她没有养生的心，也在做养生的事。

很多人对养生有误解，其中非常典型的错误观念就是认为养生就得每天吃人参燕窝，补金贵药物。要照这样说，古代的皇帝岂不是个个都能长命百岁？显然事实不是这样的，这就说明养生不是那样养的。

还有一些人让我哭笑不得，他们会说："大夫，我们单位那谁，天天山珍海味不离口，烟酒不离手，还不是壮得像头牛？反倒是那谁谁，每天可注意养生了，瘦弱得风一吹就要倒。"

对于这类问题，我往往会给他们讲一个故事：

从前在一座大山里，住着一个民族，他们有一个奇怪的规定：任何人都不许睡。如果有人困得眼睛都睁不开了，想躺下睡会儿，其他人会拼命把他晃醒，坚决不让他睡。

为什么呢？因为这个民族的人认为，只要一个人闭上眼睛睡着了，就再也不会醒过来。于是，为了让同伴活着，他们坚决不让他闭上眼睛。就这样，事实也证明了他们的观念：他们的同胞，只要一倒下睡过去，就再也不会醒。可不是嘛！他们已经累死了。

我讲这个故事是什么意思呢？不管多么错误的观念，只要你认为它是对的，就总能找到证明，可是那又有什么意义呢？

我相信，如果你爱惜自己，那么不管你有没有意识到，养生一定是你生活中的一部分。因为养生就跟养花、养草一样，只要你在意、爱惜它，就或多或少会寻求科学观念，并且养成良好习惯，不需要多么刻意，只需要用心和坚持。


## 2. 治病不如不得病

有一户农家，把柴草堆在烟囱旁边。一位乡亲对他说："你家的烟囱是直的，旁边放柴草容易失火。你最好把烟囱改成拐弯的，并且把柴草移开。"

他不听，还嫌乡亲乌鸦嘴。

没多久，这家果然失火，邻居们一同来救火，忙得灰头土脸总算把火扑灭了。主人很感激，就杀牛宰羊办酒席，答谢帮他灭火的人们。被火烧伤的人安排在上席，其余的按功劳依次排定座位，却唯独不邀请当初给他提建议的那位乡亲。

说起来很让人悲伤，曲突徙薪无恩泽，焦头烂额为上客，这样的故事每天都在上演。我跟人说"你要少吃肥甘厚味，否则容易得心血管病"，他们会觉得我这人真扫兴。

对我自己来说，给大家治病当然比防病好。把病治好了，病人和家属都会感谢我。可是劝人防病呢，很多人会怀疑："我明明没病，你还让我预防，不就是看上我口袋里的钱了？"

人总是喜欢成就感，医生也不能免俗，费了那么大劲儿，做了那么好的事，没有回应，感觉当然不好。可是，我还是愿意做后者。大医德为先，做一名好医生。

说得高尚些，对一个专业人士来说，后者更有成就感。因为前者固然是英雄，但后者更高明。正所谓"上医医未病之病，中医医欲病之病，下医医已病之病"。不管外界怎么看待，内行知道，有这种认知和能力治未病的，才是大医。

说得俗一点儿，医院任何时间都人满为患。这个世界永远都不缺病人，医生也并不缺患者。所以，你要相信，医生本意并不想患者生病，我更愿意大家少生病，能不生病就不生病。因为我更愿意做大医，治未病。

在我看来，中医最伟大之处，不在于针灸，不在于诊脉，也不在于中药，而是它的理念，这种"治未病"的理念，给予我们注重养生的生活态度，这才是最厉害的地方。

对我们自己来说，治病不如不得病。家里已经起了大火，大家再怎么齐心协力把大火扑灭，家里也已经变得一片狼藉了，肯定有损失。可是如果当初肯把柴草换个位置，做好各种预防工作，压根不起火，这显然对我们更好啊。

好多人不肯预防，不外乎两个原因：一是侥幸心理作祟，不相信"倒霉"事会发生在自己身上；二是懒，总是嫌麻烦，与其天天守那么多规矩去预防不知道会不会来的病，还不如干脆等生病了吃药打针。要是世界上所有的疾病都能在吃药、打针后立刻就好，那也真是幸事一桩。只可惜不是这样的。

不管你现在身体多强壮，都千万不要高估你的承受能力。如果你爱惜自己，肯把它当成心爱之物来对待，我相信很多道理压根不用我多讲，你一定会想方设法让它少受伤。

任何时候，医生都只是修理工，我们自己才是身体的使用者，用得好，才能少修理。

## 3. 得病不要怕，治养相结合

我们讲究养生，追求的是延年益寿少生病，但要说"好好养生就能一辈子不生病"，这恐怕也不现实，我不敢给你打这个包票，也没有医生能给你打这个包票。

养生是为了呵护、颐养生命，虽然能让人少生病，但并不能让人百毒不侵。人每天要吃五谷杂粮，遭受七情六邪的侵犯，再加上各种先天不足，难免要生病。

生病了不可怕，治疗就是了，这也是我们医生存在的意义。很简单的道理是不是？但真的有一些患者生病了也不积极医治。

我总结了一下这些患者的想法，主要分成下面两种：一部分人觉得"小事，熬一熬就过去了"，另一部分人觉得"是药三分毒，能不吃药最好不吃药，我还是食疗吧，安全。"前者，主要出现在年轻人身上；后者，主要发生在中老年人身上。

这些观点看似很有道理，实则断章取义，让人错得越来越离谱，害人不浅。

有些病，确实熬一熬就过去了。比如感冒，绝大多数人不用吃药，熬上一周也就好了。我们大部分年轻人，平时自己身上出现的毛病，也就是个头痛感冒，于是他们就有了一种"生病一点儿不可怕，熬一下就好"的错觉。可是，很多病，是不能"熬"的，拖下去只会延误病情。所以我劝年轻人记住一句话——大病得养，小病可扛，无病要防。

当然这句话我得讲清楚，免得大家又断章取义。大病得养，说的是它不仅要治疗，还得养护；而一些你确定是小病的疾病，比如感冒、咳嗽、普通发热等等，别随意吃药，尤其是别自己随便吃药，可以扛扛，让身体把该排的毒排出来。但前提是，你必须确定这些症状的诱因很单纯，不是其他疾病的表现。

跟年轻人相反，中老年人又往往喜欢走另一个极端，他们太知道健康的重要性了，害怕吃药多了对身体不好，所以生病了也不肯吃药，想"养"好。

我有一位病人——黄老爷子就是这样，他拿着肝硬化的诊断结果来找我，说吃药伤肝，问能不能不吃药把身体调理好。我跟他说："打个比方，有一个呆秀才，家里房子着火了，眼看他的宝贝书籍就要被烧光，别人让他赶紧泼水，他怕水毁了书，不肯浇水。你说他是不是太傻了？我们的身体，就是那个呆秀才的书，疾病就是火，药就是水，你怎么选？"苦口婆心劝了他好久，他才肯安心接受药物治疗。

我知道，凡是懂一点儿养生知识的人都清楚，中医治慢性病强调"三分治七分养"，所以我担心很多人忽视了"治"的重要性。其实，虽说"养"占七分，但"治"那三分至关重要。

一切错误的果，都有错误的因。生病就是错误的果，要想断根，就得找到因。所以我们给人治病，要化解病根、铲除病灶、消除症状。比如你体内气滞血瘀，我用药帮你畅通气机，很快会看到效果，但是药物只完成了一部分任务。剩下的部分，要靠"养"来慢慢奏效。

也就是说，"三分治"很快就能帮你铲除大的病灶，但是要想完全去根儿，我们还需要很长时间，这段时间就要"七分养"了。由于火势已经得到控制，没有燃眉之急，这时候，我们就能用更加温和也更安全的方式，把身体悉心养护好。这样治养结合，才能相得益彰。

## 4.年轻时不养生，老了之后有罪受

我们劝人勤俭节约过日子的时候总说："你总是买自己不需要的东西，总有一天会买不起自己需要的东西。"身体也一样，你总是不拿健康当回事，肆意挥霍，早晚有一天会余额不足，不管多后悔都晚了。

如果你认为只要自己年轻就能随便折腾身体，那简直太可笑了，难道你忘了自己总有一天会变老？一些缠绵病榻的老人，年轻的时候，身体可并不差。

我有个亲戚，年轻的时候身体特别好，用他的话说，"根本不知道医院的门朝哪边开"。每当大家围着我问养生治病的各种知识时，他总是躲得远远的。

前不久参加婚宴，大家吃到一半，我看他捂着肚子开始难受，可是一只手按着肚子，另一只手还在举着酒杯。这真是拿生命在喝酒啊，我终究还是忍不住，问他是不是胃疼。他说是，但马上说"没事，老毛病，忍忍就过去了"。

我跟他说，这毛病不能再忍，得赶紧去医院做个检查。他仍然没听进去，但他太太在一边听着，放在心上了，第二天就"押"着他去了医院。

检查结果说，他不仅血压高，而且已经患有重度胃溃疡，离胃穿孔不远了。自己在网上查了胃穿孔多可怕以后，把他吓出了一身冷汗，赶紧跑来找我。他疑惑不解地问我："我从小身体那么好，怎么也会得这么严重的病？"

我没好气地说："再好的身体，也禁不起你这样折腾啊。你说说，买辆新车你还知道保养它，怎么自己的身体就不知道爱惜？你总不能说，我买的车好就不用保养，想怎么折腾就怎么折腾吧。"

你要是跟我这位亲戚一样，仗着年轻、身体底子好就胡吃海喝，或者通宵熬夜，不用等到老，很快就会看到后果。

中医里面有一句话："至虚之所必是致病之处。"你强病就弱，你弱病就强。要是你不注意养生，让身体里面危机四伏，也就离招致疾病不远了。

很多年轻人，总是对养生有误解，认为自己是一个大好青年，当务之急是拼事业、奔前程，哪有那么多工夫研究养生。

对此，我想说，很多人都觉得，自己的成绩和收入都是拼才华拼出来的。醒醒吧，很多行业、很多人，压根就是在拼体力、拼青春，你天天加班、熬夜，这都是在拿命赚钱。等到以后啊，就得拿钱买命，还不一定买得到。而在年轻的时候，花一点儿时间和精力注意养生，这才是最划算的生活方式，可以让你用最低成本获取最大回报。记住我的话吧，养生绝对不是老年人的"专利"。

## 5. 多爱身体一分，身体就会回报你三分

有一次，一位新认识的朋友非请我去见见老母亲，说老太太没病，但早晚要被自己吓出病，请我劝劝。

原来，老太太六十多岁了，母亲生她的时候岁数大，家里穷，原本就不想要她，生下来后也没好好养，但是她很顽强，活下来了。可从小身体就不好，三天两头生病，也没条件好好调养。

现在呢，生活条件好了，她总跟儿子女儿念叨，说自己先天体质就差，后天也没养好，肯定活不了多久，也不知道哪一天就闭眼了。孩子们当然劝她放宽心，可她压根听不进去。没办法，朋友只好请我找时间给老太太去去心病。

我一听，这事我能管，就跟老太太聊了聊。我先跟她举了很多长寿老人的例子，包括药王孙思邈。孙思邈小时候体弱多病，家里为了给他治病几乎倾家荡产。所以他才下决心学医、研究养生，活到了一百多岁。

给老人增强信心以后，我又给她讲道理："您应该听过，老话说'小病不断，大病不犯'，为什么呢？还不是因为，您知道自己身子骨弱，就会非常

在意身体，主动去了解防病的知识，也就不容易生大病。反倒是那些身体结实的人，平日里满不在乎，一生病就往往是大病。"

最后我跟老太太说，不管以前怎样，我们从现在开始，心情好一点儿，对身体好一点儿，就一定有好处。身体是最知恩图报的，你对它好一分，不说十分，它至少也要回报你三分。所以，"我命在我不在天"，今后我们不能抱怨先天，更不能听天由命，好好保养，长寿绝对不是奢望。

劝完老人家，我也很感慨，这可能是很多人的通病吧。觉得身体弱，就丧失信心、天天愁眉不展，甚至情志不舒，这样对身心健康肯定不会有好处。

不管是什么人，也不管身体底子怎样，每个人都有养生的必要，也都能从养生中得到益处。

我一再强调，养生不是让你天天吃人参灵芝，更不是让你天天喝中药，或者天天来找我做针灸，说到底，养生是养成一种时时刻刻注重平衡、和谐的生活态度，养成一种良好的生活习惯。

所以，养生是任何人都需要做的事，也是你一定会有时间做的事。永远不要用没有时间做借口，那只能说明你不够重视。

# 二、养生养的是什么

## 1. "四化三和谐"，养生的总原则

养生这件事，说复杂很复杂，它可以事无巨细，衣食住行无所不包；说简单也很简单，大家只需要把握一个根本——"平衡"，就可以了。但我只说这俩字，大家恐怕也摸不着头脑，不知道该怎么做，所以我还是给大家讲一些总原则，一共七条，比较具体，也好记。

首先是"四化"，也就是饮食结构合理化、个人心态平和化、运动锻炼持续化、良好习惯一贯化。什么意思呢？我们一个一个来看。

先说饮食结构。人就跟树一样，只不过是倒过来的。树用根吸收营养，人用嘴吸收。树缺某种营养照样会活着，但长不好，容易生病长虫子，人也一样。身体所需要的营养种类很多，多到我们现在也弄不清，但可以非常确定的是，我们的日常饮食，种类要多，结构要合理。有人爱吃肉，天天鸡鸭鱼猪牛羊变着花样吃，种类够多，但结构不合理。合理的饮食结构，要荤素搭配，还得结合个人体质。有人三伏天手脚心都冰凉，那她（这种人通常是女性）的日常饮食就得偏温热一些，这对她才是合理的。

然后是心态。范进中举一下子就高兴疯了，周瑜年纪轻轻活活被气死，

虽然这些都是戏文里的故事，但七情太过确定容易伤身，所以不管是高兴，还是悲伤、愤怒，都要尽量平和，免得"气"在身体里大起大落剧烈变动，影响到健康。

接下来是运动。跟古人相比，现代人普遍偏阳虚，最重要的原因就是动得少，再加上一年四季都能吃到生冷之物，又很少晒太阳，怎么可能不缺阳气呢？动能生阳，可以帮我们保持身体的阴阳平衡，不过大家得注意，你不能工作日那五天一步路都不走，到了周末练上一天；或者，这周比较闲天天锻炼，下周忙了一天不练。这都不对。锻炼是身体的磨刀石，要持续、均匀、规律。就像不能今天多吃点儿，明天不吃饭了一样，锻炼也一样。而且，动虽然升阳，也耗气，您要是严重气虚，运动量就一定得控制。

最后是良好习惯一贯化，好习惯要一以贯之地贯彻。我家小区的邻居老黄，一年到头，老两口都是早睡早起、合理饮食、坚持锻炼，保养得非常好。但是一到春节，儿子女儿带着孙子孙女都来了，一大家子欢欢喜喜，老两口的生活习惯就变了。他们晚上跟孩子们聊到很晚，下午也不再出去遛弯，孩子们爱吃什么就做什么……于是，一个春节过去，俩人都不舒服了。习惯是什么呢？它就像呼吸一样，压根不用去想，不用刻意去做，就已经在做了。关于养生的好习惯，我们就得达到这种境界才行，不能老变来变去或者说停就停。

然后我们说说"三和谐"，现在我们提倡和谐社会，养生也追求和谐。有位叫梁漱溟的哲学家说过，人一生要处理三种关系：人与物的关系、人与人的关系、人与自己内心的关系。把这些关系都处理好，你的人生也就圆满了。

我们的三和谐，也就是着眼这三方面的关系，分别是人与自然的和谐、人与社会的和谐以及人自身的和谐。

比如说，外面寒冬腊月，你在暖气房里吃冰棍，这就是跟自然不和谐了；今天跟楼上邻居吵架，明天跟单位同事翻脸，天天看世事不顺眼，这就是跟社会不和谐；一不小心做了错事，悔得肠子都青了，天天唉声叹气不肯放过自己，这就是跟自己不和谐。

总而言之，我们养生，养的不仅仅是身体，而是身心；养的也不仅仅是自己的身心，还有跟大环境、小环境的和谐。只有这样养，才能养出健康。

## 2. 补泻有门道，一碗泻药救了老人一命

"补泻"这俩字大家都知道是什么意思，但它俩放在一起所说的概念，大家可能就比较陌生了。要讲"补泻"，我们得先谈谈"虚实"。

"邪气盛则实，精气夺则虚。"意思是说，外邪来势汹汹地入侵，如果我们体内的正气比较旺盛，那么它会跟邪气激烈斗争，你会觉得整个人精神亢奋、脸红发热、烦躁易怒等，这些就是实证；如果这时候我们的正气比较弱，"精气"也就是正气，它打不过邪气，就会被"夺"，被过度损耗，于是你会脸色苍白、心慌气短、非常疲倦等，这就是虚证。

对于虚证和实证，治疗方法当然是不一样的，"虚则补之，实则泻之"，这样才能达到平衡状态，恢复健康。"补泻反，则病益笃"，也就是说，你要是把该补和该泻弄反了，病情就会变得更严重。临床上，我可没少见到这样的病人。

比如，有个老胃病患者，认为自己年轻时没条件养生，退休以后就想好好养养胃。听医生说她脾胃虚弱，就根据自己掌握的一知半解的知识，找来各种健脾益气的药吃，什么人参健脾丸、香砂六君子、八珍汤、参苓白术散等，她可没少吃，日常还喝参茶补气。结果一段时间过后，不仅没什么效果，整个人还越来越瘦，拖个地都喘得厉害，而且烦躁不安。

她觉得不对劲，赶紧来医院了。我问完情况，看她少气懒言、神疲乏力、舌苔黄腻，这些症状表明她脾虚，而且湿热很重，加上舌质黯，是气血瘀滞之象。

诊断完了以后我跟她说："你的确脾虚，但不能这样补。我给你开个方子。"开完方子以后，老太太接过来一看，不乐意了："我这明明是虚，得补，你给我开人参我理解，可是怎么有黄连、黄芩，这不是清热的吗？"

我这个方子是半夏泻心汤的加减方，老太太可能学了点儿医学知识，认

识这些药，但是她不知道，自己现在的身体需要清热燥湿、阴阳并调，她以前自己盲目补气，会让身体雪上加霜。

这就是我常说的，一知半解比无知更可怕。大家了解一些医理没坏处，但千万别用那点儿皮毛知识给自己抓药。电脑坏了，你怕自己弄坏，会找专业人士修。身体病了，你就敢自己吃药，不怕吃错了？

我也没跟老太太解释太多，药方是根据我的知识和多年经验得出的，一句两句也说不清楚。但我跟她强调："您要是信我，就吃吃看，我这是在救您，肯定不是害您。"

一周后老太太跟我说，胃口好像好点儿了，晚上吃了东西胃也不会胀得那么难受了。这就对了，补也不是随便补的，有些症状要泻，有些要补泻兼施，不能眉毛胡子一把抓。

现如今大家生活水平高了，有条件补养，所以很多人特别重视"补"，不管是药补还是食补，不管三七二十一，先补起来再说。结果呢？很多人越补越虚。

世间道理是相通的，医理也一样。缺了少了才需要补，假如根本不缺，甚至还多，如若还补，对身体毫无益处。

虽然"泻"听起来没"补"好，可它同样非常有必要。比如长了个疖疮，一定要让脓血排出来，新肉才能长好。新生，很多时候往往不在于迎新，而在于除旧。

明白了这个补与泻的道理，我相信大家以后至少不会随便吃补品了。养生，不是你认为什么好就给身体什么，关键是给它所需要的，对不对？

## 3. 小炷留灯，养生需要慢养

"秋风弃扇知安命，小炷留灯悟养生"，这是南宋诗人陆游的诗句，当然，这话不是他的原创，"小炷留灯"的养生理念，早在南北朝时期，陶弘景就已经提出来了。这是一种提倡"节能"的观念，十分新颖。

　　年轻人可能没见过油灯，不知道它的结构，那我们就用蜡烛来讲。每一根蜡烛，它的粗细、长短是一定的，也就是说，蜡的分量固定，能燃烧的时间长短，也就取决于烛芯的粗细。

　　如果烛芯很粗，那么灯炷将会很大，光线很亮，但同样，蜡烛烧得也快，熄灭得早；如果烛芯很细，那么虽然灯炷小、光线暗一些，蜡烛燃烧得长久，熄灭得晚。

　　对于蜡烛来说，要燃烧得炙热还是长久，它只能选择一个。但是，这根蜡烛的烛火也不能太小了，如果烛火太微弱，一只蚊子飞过的风都能把它吹灭，那就太脆弱了。

　　那么，假如这根蜡烛就是我们的生命长度，你会怎样选择呢？显然，陆游的答案是应该"小炷留灯"，我相信很多人的答案也是如此。所以，每当我听到别人说"拼命工作""拼命赚钱"的时候，总是忍不住想要提醒他们，"命"可禁不起我们总去拼，还是细水长流更好一些。

　　每一次的暴饮暴食，每一次的大悲大喜，每一次累得身体快要被"掏空"，你都是在大量消耗"蜡"。如果它们不能及时得到补充，生命就必有所损。

　　如果我们的生命是一根蜡烛，那么阴阳就是那个"蜡"，日常生活中我们的阳气、阴津消耗得太过，就难免要损及寿命了。万幸的是，我们的"蜡"并不是完全固定的，你可以通过养生，改变"蜡"的分量，让蜡烛燃烧的时间更长。

　　于是，问题就变成了：我们养生，既不能让正气消耗得太快，得不到及时补充，也不能矫枉过正。

　　虽然我很重视养生，更知道阴阳的重要性，但我不会人参、燕窝不离口。开药方我都尽量不用虎狼之药，更别说日常养生了。和其他很多问题一样，在这个众人都追求效率的浮躁社会里，养生，我们也要经常提醒自己，慢一点儿，再慢一点儿。

　　比如，很多人都喜欢跑步健身，尤其是年轻人，健步如飞，青春飞扬。

可是这就是正确的吗？

我们体内的气血就像流水，每个人的区别只在于水势大小。流水最好的状态是一直在平静地流动，没有太大波澜。如果你剧烈运动或是用激烈的手法养生，那么气血的流动，就变成涌动，甚至"咆哮"了，大家想想洪水的状态就知道，那肯定不是什么好事。

所以，在我看来，最好的养生，是要像润物细无声的雨水一样，像吹面不寒杨柳的风一样，舒服，怡人，而不是酣畅淋漓。盛夏吃着冰淇淋，感觉是很爽，但无益于养生。

小火慢炖的汤才好喝，小火慢熬的药更有效，小火慢养的生命更坚韧，就是这个道理。

## 4. 食补胜于药补，五谷杂粮皆有道

这么多年来，经常会有一些急于养生的人上门，跟我说："大夫，有没有什么药，能强身健体、延年益寿？花多少钱我都愿意。"

这种事，古代的皇帝可没少干，他们养了一大批医生、方士来琢磨，可是都没有成功。那时的医生们没做到，我也没这个本事，能配制出这种能将身体补好的药。

那些声称花多少钱都没问题的人，往往一听到我给他们推荐玉米、荞麦、黑芝麻之类的食物，就开始皱眉头。我非常清楚他们的意思，可我总不能给他们胡乱开药啊。

前些天，我才接诊了一位患有风湿病的老太太，孩子们孝顺，听说鹿茸能强壮筋骨，就给她买来吃。结果老太太风湿没见好转，反而腰酸腿疼，这是痰湿上犯。

我跟她说，鹿茸得赶紧停了。她问，那需要换成什么补药？我说，不用吃药。她说："不吃药不行啊，人老体虚，得补啊。"

人老容易体虚，却未必得补，更不一定要吃补药。养生绝对不等于吃补

药，大家一定要明确。即便要补，我首先推荐的也不是药物，而是食物。

我们生活在天地间，大自然向我们提供了无数宝贵资源，包括补养身体的"药"，也就是各种各样的食物。吸收天地日月之精华的，不仅有灵芝，还有每一种食物。中医所用的很多药物，其实本来也是食物。

药物和食物最大的区别，在于前者快，后者稳。如果您现在身体有恙，那我肯定二话不说给您用药。事情有轻重缓急，尽管药物可能存在不良反应，但它效果强而且快；可如果您只是想补养身体，当然是越安全越好，食补虽然慢，却更能胜任补养工作。

很多人不愿意食补，不是怕慢，而是不相信食物的效果。因为常见，因为便宜，你就小瞧它，这种观点不对。很多食物的神奇功效，都是"日用不知"的。

就拿五谷杂粮来说吧：小米滋阴养血，有"代参汤"之称，对老人、病人、体虚之人都是绝佳的补养品；大米可以补脾、益胃、清肺，米汤可以滋阴润燥；玉米是全世界都公认的黄金作物，我的一位长辈每天早上喝老玉米粥，八十多岁了还耳聪目明、中气十足；荞麦健脑明目、安神消炎……

可以说，经过漫长的历史，老祖宗留给我们的食物和食谱，都是经过选择的，有益的。我们餐桌上的各种食物，都有各自的"本领"，搭配好了，比什么药都强。

然而我必须提醒大家一点，如今的很多食物，别说吸收天地日月精华了，恐怕都没见过太阳，甚至没接触过泥土，这种食物补养的效果微乎其微。所以，如果有条件，还是尽量吃一些"有原本滋味"的食物，哪怕丑一点儿、小一点儿都没关系，至少，它们是自然的、健康的。


## 5. 发现身体的蛛丝马迹

中医诊病讲究"望闻问切"，很多人把"望"简单理解为看舌苔，其实看舌头只是其中一项重要内容。从五官到气色、精神等，所有异常，都有其缘由，都能反映出脏腑的某些变化。

这个道理，很多人都明白，所以经常会有患者是因为发现自己身体有了某些异常变化前来就医的。对此我表示非常欣慰，大家如果都能有这种觉悟，对自己的身体多一些关心和了解，那么很多疾病刚刚萌芽，就可以把它们消灭掉。

只是，我还是要提醒大家，我希望大家做到的是多"发现"身体上出现的异常，留心那些蛛丝马迹的变化，而不是给自己进行治疗。

有个年轻女孩子，因为上火长了满脸痘痘，找我调理身体。我把完脉发现她脾胃虚寒，但是心火盛、肝火旺、肺火大，就叮嘱她近期不能多吃容易上火的食物。

她却一脸疑惑地说："可是我气血不足、体质寒、阳虚，需要多吃温热食物啊。"

我问她，是谁告诉她的。她把手指伸出来说："你看我十根手指，一个月牙都没有啊。"

问清楚以后，我跟她说，姑娘，如果你原本手指是有月牙的，最近突然消失了，可能表示最近气血受损或者脾胃功能受影响。但是，你这十根手指从一出生就没有一个月牙，那说明你是寒性健康体质。虽然体质偏寒，但还是比较健康的，身体本身保持在一个平衡状态，没必要盲目补阳把自己补得一身火。

所以啊，我必须提醒大家，一定要注意身体上的蛛丝马迹，重视它的警告，但千万不要随意根据某一个迹象下定论。你的身体是一个整体，不能像盲人摸象一样，只看到了其中一部分，就给全局下定论。

我们医生给大家诊断，也不是只看一个迹象的。比如，假如你说自己嘴巴发甜，那么通常都是因为脾胃湿热，可是还有一小部分人是因为脾虚，虚火又导致脾津上溢，接下来容易出现糖尿病。所以我肯定不能一听到你说嘴巴发甜就断定你有湿热。

再比如，如果嘴巴淡而无味、没胃口，可能是脾胃虚弱，也可能是脾胃有湿，这需要结合大便、舌苔等综合判断。

没有包治百病的仙丹，也没有放之四海而皆准的症状。但是，我这样说，并不意味着大家了解这些养生知识就没有用。掌握这些知识，它们可以给你提醒，给你指引，让你更加关注细节。

和医生相比，大家欠缺的是专业知识以及对全局的把握能力，但是你们有一点比医生要强，那就是，你们对自己的身体比医生要了解。身上任何一个细小的变化、任何轻微的不适，可能只有你自己知道。如果你能捕捉到，并且准确地讲给医生听，那就再好不过了。我们通力配合，那必将事半功倍。

# 三、四季养生如何养

## 1. 顺四时，人要与天地和谐

老实说，对于当下很多年轻人的做法，我有很多看不惯的地方。大雪天，姑娘们光着腿在室外走，回到暖气屋里啃西瓜、吃冰淇淋。小伙子打完球一身汗，拿起一瓶冰水就开始喝，还跑到空调屋里凉快。他们太没有敬畏之心，衣食住行百无禁忌，从来不管自己的体质和眼下的身体状况，想怎样就怎样，任性得让人忍不住摇头叹息。

虽然我们现代人远离大自然，又有了空调暖气，对气候变化的感知越来越迟钝，但你的身体要比你敏感多了。你看看风湿患者就知道，虽然他待在室内，但是一到阴雨天，肯定疼得难受，比天气预报都准。

自然的力量，远比我们想象得更强大、更神奇，但它不是我们的敌人，不需要用对抗的态度来对待，我们要做的，是与它和谐相处，最重要的，就是顺应四时阴阳的变化，春夏养阳，秋冬养阴。

草木遵循"春生夏长秋收冬藏"的规律，这个我们很容易看出来，其实动物也一样，因为这原本就是天地间"气"运行的规律。

春天来了，小草发芽，我们身体里面的气血也都往外生发；秋天到了，动物们开始收藏过冬的食物，我们的气血也开始"收"，以迎接寒冬。

不过，经常会有人问我，"一年之中，夏天是阳气最盛的季节，冬天是阴气最盛的时候，为什么要春夏养阳、秋冬养阴呢？不应该缺什么补什么吗？夏天阳气旺，不得补阴吗，怎么要养阳呢，那岂不是越养越热？"

这个问题提得非常好，这里我也给大家普及一下：春夏时节，万物一片欣欣向荣的景象，阳气旺盛。但是大家要知道，这时候阳气是往外发散的，气血阳气都跑到外面了，所以体内的阳气是虚的；而中医最讲究阴阳平衡，体外阳盛，体内阳虚，为了平衡，就得补养体内的阳气，这也就是为什么夏天不该喝冷饮，而是应该喝点儿温水。

为什么秋冬要养阴，也是同样的道理。用清代大医的话来说就是："春夏之时，阳盛于外而虚于内，所以养阳；秋冬之时，阴盛于外而虚于内，所以养阴。"

除了"春夏养阳，秋冬养阴"，我们还要注意东南西北的"四方养生"。当然，古代很多人一辈子也不会离开自己的家乡，而我们现代人一日千里，经常东奔西跑，在地域养生上的要点不同。大家至少要记住两点：一是入乡随俗，二是注意环境养生。

南方雾露之气聚集，容易湿气重；北方气候寒冷，脏腑容易寒气过剩；中原地区湿气重，饮食杂，往往容易气血涩滞；西部地区人们不容易感受外邪但疾病往往生于内……因此，同样是患了关节炎，北方的患者会关节剧烈胀痛，越冷越疼，暖和了就会缓解不少；而南方的患者则是胀痛酸楚、手脚沉重，这是因为湿气偏重。

所以啊，你经常在哪个地区生活，就要根据当地的环境特征来防病治病，这样才能更好地保养身体。

## 2.春季生发，防风养肝是关键

前些天，一位朋友问我："不是春困秋乏吗，我怎么开始失眠了？最近也没啥事啊。"我问了问情况，他前半夜翻来覆去睡不着，得到凌晨四五点才能入睡。再把了把脉，我告诉他："你这是肝血不足。"

白天你做各种事情的时候，气血就在体内到处流动，为你的思考和行动提供能量。而晚上你躺下来以后，"卧则藏血"，血就会归于肝脏。血是这样，气也一样。白天，我们的阳气行于外；到了晚上，它也会归于内。

于是，晚上躺下以后，如果你的肝血充盈，阳气回归，阴阳调和，就能睡得很香；如果肝血不足，也就是肝阴不足，阴不敛阳，阳气回来也不能很好地平衡，你就心烦意乱睡不好。很多女性月经前后睡眠不好，就是同样的原因，血行于下，气浮着，阴不敛阳，她们也就睡不安稳。

春天睡不好的现象，其实比较普遍。因为按照五行理论，春天为青色，对应的脏器是肝脏。春天正是万物生发的季节，我们的气血往外生发，而"肝主生发，喜条达"，它跟树枝一样喜欢自由自在地生长。所以，春天的肝气处于一种正在生发的旺盛状态。

有的人春天容易抽筋、闹肚子，不一定是缺钙，有可能是"肝旺脾虚"，因为肝属木，脾属土，二者相克，如果肝气过旺，脾胃就容易虚弱。

由于春天原本就容易肝阴不足，加上凌晨1—3点正是肝经旺盛的时候，所以肝血不足的人，这时候最容易睡不着。到了后半夜，肺经当令，肝气没有那么旺，他们也就睡安稳了。

这也就是说，春天来了以后，大家一定要注意养肝，让肝气能够顺应自然规律和天性，充分得到生发。我们整个人的状态，最好是伸展的、舒展的，不要总缩成一团窝在沙发上，多出去舒展筋骨，做做运动，少吃收敛性的酸味食物。女孩子的头发也不能老扎着，最好散开，用一种开放的姿态迎接新一个季节轮回的勃勃生机。

但是，与此同时，我们在春天也一定要防风。在六气之中，"风"是和春季对应的。

原本，春天来了，风和日丽，这个"风"对人不仅没有害处，而且还有好处，它能激发万物生机，可以帮我们鼓动身体里面的阳气。可以说，原本，风并不可怕，是催发正气的动力。但是，如果六气太过，就会变成六邪，风也一样。

春天，我们收藏了一个冬天的气血，随着气温升高，开始从五脏六腑往外升发，毛孔也从闭合的状态慢慢开放，准备张开。这时候，如果你穿衣服太少，挨了冻受了风寒，就会让毛孔闭合，不利于阳气升发，还更容易生病。

俗话说"杨柳发青，百病皆生"，我们的阳气在春天升发，各种致病的细菌病毒也开始活跃，这也是我们需要防风的另一个重要原因。尤其是运动完出汗后，更要"避风如避箭"。

大家切记，虽然我说要防风，并不是让大家整天关着窗户，更不是让你不要出门呼吸新鲜空气。相反，春天更要通风，大家最好每天开窗通风2小时，选择9~11点，或者2~4点，这时候空气比较好，温度也比较合适。

我们需要注意的是，不管通风还是外出散步，尽量不要让风长时间直接吹着裸露的皮肤，尤其脑后、脖子后面和太阳穴等部位。更不要在吃饱以后、洗澡后吹风。

## 3. 夏伤心，养心去火是秘诀

夏天是一年中阳气最旺的季节，它就相当于一天之中的中午。大家应该都有体会，冻得直哆嗦的时候，你肯定不舒服，却不容易心烦。但是在夏天，大家很容易心烦意乱。其实原因很简单，心在五行中对应的就是火。当你感觉热的时候，阳气往往比较旺盛，如果阴虚，就容易心中烦热。

所以，夏天这个阳气勃发的季节，养心、去火是养生的关键。我们要养的这个"心"，指的可不仅仅是心脏，还包括"神明"，也就是你的整个神经系统，甚至精神心理方面。所以，说"心静自然凉"可不是在骗你。

不过，要想让心静下来，你得给身体提供客观环境，夏天的特点是"涨"与"躁"，所以缺什么补什么，养心的时候要"清"与"静"。

大家要知道，阳为外（为升散），阴为内（为收敛）。夏天阳气最旺，气血都往外跑了，留在体内的可能不够，所以饮食要清淡好消化才行，这是"清"的一个方面。

另一个方面就是要清火，既要清外火，也要清内火。防暑就是清外火，这个大家应该比较清楚。至于清内火，主要是清心火。夏天比较适合吃一些生津止渴、清凉解暑的食物，为了给秋冬的收藏腾出地方来，夏季养生我们需要注意宣泄，要散，所以也要抓紧时间清除体内的火气。

至于"静"，也不难理解。心原本就属火，在热烈的夏天，就更加亢奋了。夏天我们的新陈代谢比冬天快，就是因为气血的运行更快，这当然跟心有关。尽量清心寡欲、闭目养神，心静下来以后，身体也不会那么兴奋，心跳、新陈代谢都会变慢，燥热感自然就不那么强了。

不过，虽然说"心静自然凉"可以帮你心情舒畅地度过夏季，但夏天就该出汗，不管你喜不喜欢，最好还是排汗。

大家应该还记得"春夏养阳"，夏天的阳气旺盛，发散得厉害，体内阳气不足，所以阳虚之人，夏天更应该补阳。很多女孩子都阳虚，而她们又讨厌出汗，去哪里都有空调，整个夏天一滴汗也不出，这样可没什么好处。

夏天的时候，我们的毛孔处于开放状态，容易受外邪侵袭，所以要保护体内的阳气，晒晒太阳，而不能贪凉，否则容易因为中气内虚，使得暑热和风邪乘虚而入。

不过我相信，要是我劝大家别开空调，估计你们也不会听。如果大家实在想吹空调，尤其是女孩子，那你就别怕费电，打开窗户使屋子进入一些自然风，也是一种缓冲，让冷风对身体的伤害没那么大。

## 4. 秋防燥，滋阴润肺经常做

秋天来临时，很多人都是满心欢喜地迎接，闷热的夏天终于过去了，天气不冷不热，秋高气爽，多好啊。可是大家别忘了，这个"爽"既是凉爽，也是干爽。

在风、暑、湿、火、燥、寒这六气中，秋气偏燥。所以一到秋天，很多人会明显发现皮肤开始变干发紧，不再像夏天那样滋润。这很好理解，空气变干燥，皮肤暴露在空气中，当然很快就觉得干了。

如果只是皮肤不舒服也就罢了，擦保湿乳就行。但是大家要知道，皮肤只是表面接触空气，你的鼻腔和肺，可是把空气吸入身体内部的。干燥的空气会让皮肤觉得难受，就不会让肺难受吗？

当然会。肺比皮肤脆弱多了，它号称"娇脏"，很娇气也很娇贵。而且，这个娇弱的器官，最讨厌"燥"。如果燥邪犯肺，最容易伤害肺阴。肺部喜欢湿润，如果津液对它的滋润不够，那么肺部的功能就一定会受到影响。轻了，会干咳，也就是所谓的"燥咳"；重了，还有可能痰中带血。

所以，秋季如何防燥，是一个必须要重视的问题。

大家一看"燥"，就知道它跟"湿"是相反的，需要润。秋天正是阴气开始往外发散，阳气开始收敛于内的季节，身体开始慢慢表现出外寒而内热，所以需要一些清凉滋润的食物来平衡内热，从而养阴。因此，不管秋天气候怎样，是阴雨连绵，还是你原本就生活在气候湿润的沿海地区，相对来讲，秋天都是需要滋阴润燥的。

除了容易秋燥咳嗽，很多人还容易在秋天出现便秘的症状。这是因为肺"主呼吸，外合皮毛，与大肠相表里"，所以当空气干燥的时候，肺、皮肤和大肠都会直接受影响，便秘也就来了。

再加上，和春夏的阳虚于内相反，秋冬季节是阴虚于内。随着秋天到来，气血开始回收，阳气渐渐收藏于里，这时候中焦脾胃容易烦热，阴液容易耗损。所以，不管是为了润肺，还是为了润肤、润肠，秋天的一个关键词就是"润"，要好好地补充阴液。

大家需要注意，秋天的这个润，还要带有"补"的性质，你不能觉得空气干燥、燥咳、肺部有热就去随意清火。秋天要为过冬储备能量，所以要适当地补。即便是清肺热，选择的食物也应该是以滋阴为主的，而不能跟夏天似的用苦寒之物。

这就要求我们，一方面，要适当少穿点儿。为什么要"秋冻"呢，因为穿得太厚了容易生内热。秋天是肺经运行的季节，所以容易生肺热。

另一方面，适当多选一些"滋阴润肺"的食物吃，大鱼大肉不是不能吃，而是不可多吃，免得上火便秘。

## 5. 冬进补，养肾藏精来年好

人这一辈子，在什么年龄就做什么年龄该做的事，在什么季节就做什么季节该做的事，这样才能身心健康。春天是生发的季节，你不让气血发散，就容易生病。而冬天是收藏的季节，本该闭藏的气血如果往外耗散，人也容易生病。这就是所谓的"冬不藏精，夏必病瘟"。

冬天人的阳气潜藏于体内，使得新陈代谢的速度变慢。这时候，身体活动所需要的能量，就要靠肾脏来提供了。肾脏是后天之本，是生命的原动力，它藏有后天之精，而肾精会化为肾气，为人体提供能量。在天寒地冻的冬天，肾的这一功能更加被凸显了。而冬天在五脏中对应的器官，也正是肾脏。

然而我们知道，风寒暑湿燥火，是四季不同的时令主气。"风"为春季的主气，"火"乃夏季的主气，"暑湿"是长夏的主气，"燥"是秋季的主气。剩下的"寒"，就是冬季的主气了。这一点相信大家很好理解。

虽然很多人怕冷，不喜欢冬天，但如果真的出现大暖冬，可未必是好事。天气太暖和就不利于藏精，不利于养阴。但是，另一方面，寒为阴邪，容易伤及人体的阳气。所以，冬天我们养生的重点就是防寒养肾，藏精固肾气。

我们说"春生夏长秋收冬藏"，冬天的关键词就是"藏"。当然我们不可能跟某些动物似的冬眠，也不能跟另一些动物似的靠积攒的食物过冬，甚至不能像古代的农夫一样待在家里休息，我们还是要该上班上班，该学习学习。所以，现代人的生活方式，原本就已经不符合"藏"的要求了，这就要求我们比古人更注意"养肾藏精"，最靠谱的做法就是减少能量消耗，运动一定别过量，多歇着、养着。

有人会说，我怕冷，去南方度假，是不是就不用"收藏"了？哪怕你跑到海南岛度假，身体自己的生物钟也会进入冬天模式，所以，该怎样还是要怎样。

寒冬腊月时节，一方面，我们要减少能量消耗，另一方面，也要补充能量。天寒地冻的时候，尤其是进入三九天，嘴馋的人有福了，什么火锅、牛羊肉都可以开开心心地吃了。"三九补一冬，来年无病痛"嘛。喜欢睡懒觉的人，你们也找到了理论依据，因为冬天是最应该早睡晚起的季节。

吃高热量的食物和睡觉，都是补充能量的方式。当然，凡事都要有分寸，你也不能顿顿不是牛肉就是羊肉，甚至人参、海参天天吃。现代人生活条件好，一年四季都不缺荤腥，差不多天天都在补养，只愁营养过剩，所以冬天也不必大补，甚至自己吃补药。我们还是要在这个总的原则下，根据自己的体质和身体状况适当调养，养肾的部分我们会在后面详细讲述。

第二章

五脏六腑都需要用心照顾

# 一、养生先要养心

## 1. 不生气的人不容易生病

"生气"这个词特别有意思，当它指生命力、活力的时候，就是我们生命所必需的能量。但是当你因为受了外界刺激，情绪有大的起伏，这个"气"因为太剧烈，不走该走的路，就容易伤身体了。

我们常说"心急如焚"，心动了，身体容易生内火。而另一个我们常说的词是"心平气和"，心平了，气才能和。气和了，就不会到处乱窜，也不会突然停滞下来，而是做自己该做的事情，那么血就会顺了，血顺则精足而神旺，你的身体也就不会出毛病。中医认为"百病生于气"，气和了，当然就不容易生病。

养生啊，说起来其实很简单，心要静，身要动，营养均衡不超重，基本上就可以了。然而，往往越是简单的道理，大家越是不容易遵守。就说不生气吧，道理很好理解，大家也都知道生气对身体肯定不好，可就是做不到，或者说不够重视。

哪怕你找了最高明的医生，天天吃着营养师给你搭配的膳食，可是心情不好，动不动就发脾气，一会儿急了，一会儿烦了，身体也很难有一个好的状态。因为心是君主之官，它主神明，管一切思维和认知方面的问题。所以人生最忌"乱"，乱了就误事，还扰乱气血让你心烦意乱。

可人又不是石头，不可能没有情绪波动。有情绪很正常，也应该，要不然活着会失去很多滋味。但喜怒无常，过之为害，不管什么情绪，第一不要太过，第二不要太久。怒伤肝，喜伤心，思伤脾，忧伤肺，恐伤肾，哪种情绪太强都不是好事，包括欢喜。至于生气，更得避免了。

有人会说，雷医生您德高望重，到哪儿都被人笑脸相迎，您当然能不生气了，可我们普普通通，每天受各种气，能不生气吗？

这话啊，是在给自己找借口，谁能保证自己天天都顺心如意？我就没有气可生吗？当然有，别的就不说了，有些患者自己不遵医嘱，或者吃了药三两天没看到效果，就开始骂医生。我们不委屈吗？可是你没必要生气啊，当你生气的时候，你在伤害谁呢？还不是伤害自己。

我们有些年轻医生喜欢在网上看帖子，看到有批判自己或者医院的言论，就很生气。我就跟他们说："你看看帖子的时间，三更半夜了还在上网，这原本就是养生大忌，这样不爱惜身体的人，谁都救不了他们。你生什么气啊，我们自己的心量要是不够大，还怎么让患者放宽心。有生气的时间，还不如多读几本书，多翻几本病例。"

大家说是不是这个理？不管是你自己犯了错，还是别人恶意中伤你，又或者你看一些人一些事不顺眼，想办法找对策就是了，要是没对策那就忘掉它，生什么气呢？

还有一些人，遇到事的时候，倒是一脸平静，甚至还笑眯眯的，一点儿不生气。其实他们在忍着、撑着，这都不利于养心。要想让自己身心健康，最好还是心平气和，大家都努力早日达到这种境界吧。

## 2. 35 岁之后要养"心力"，防"心衰"

年轻人可能没什么体会，但35岁以后的人都知道，中年人的压力实在有点大。三四十岁，正是上有老下有小的时候，自己的事业也往往到了不上不下的尴尬期，要是再遇上"瓶颈"，那就更是心力交瘁了。

正因为这样，大家一定要好好养"心力"，自己这个"顶梁柱"可不能倒下。啥是心力呢？顾名思义，就是心的力量，跟体力意思差不多。心要有心力，才能推动气血循行。这个心力从哪儿来呢？它来自于心气。

当心气不足的时候，心脏的鼓动不够有力，我们就会感到心慌气短，整个人也显得很疲惫。而且，心气不足，就不能很好地卫护阳气，那么就会"自汗"。还有，血靠气来推动，心气不足，血就不能很好地被运送到头面部，所以脸色显得淡白。

有时有点儿心慌、出点儿汗，听起来好像不严重，但假如心气不足，也没有及时补气，发展下去就很容易心阳虚。心阳虚的人，除了有心气虚的各种症状以外，还有一些"寒象"，比如手脚冰凉、后背寒冷、怕冷喜热等。

我的一位患者，本来是找我调理脱发的，聊起天来他谈到，每到下雨之前他就胸闷，笑称自己的身体对环境变化非常敏感。我问他，你还是小学生、中学生、大学生的时候也这样敏感吗？他说不是的，最近才这样的。

于是我说："这就对了。你怎么不想想为什么以前下雨的时候你就不会感到胸闷呢？身体不会莫名其妙的出现变化，一旦出现，肯定有什么原因。你这脉象沉弱，明显属于心阳虚，也就是心阳不足，所以很容易受到外界环境的影响，下雨前就会胸闷。要是再发展下去，不只下雨的时候，可能平时你就会经常胸闷、心悸。"

这位男士才四十多岁，在古人看来，不该这么早就心气不足。《黄帝内经》中说："六十岁，心气始衰，善忧悲，血气懈惰，故好卧。"意思是说，人到了六十岁以后，心气开始变得衰弱，总是悲哀忧愁，气血运行也不畅了，所以人喜欢躺着。要是这时候还不补养心气，让它衰弱到难以胜任日常功能，也就是心力衰竭了，简称"心衰"，到那时候，后果相当可怕。

不过他这种情况在现在太常见了。我们现代人，一日千里，做什么都快，脑子动得也快，可是"心怵惕思虑则伤神"，思虑过多非常伤神，非常容易耗伤心气。

所以，和古人相比，我们预防心衰、补养心力的时间，就要大大提前。建议大家过了35岁，就要注意养心气了。除了日常饮食起居之外，我给大家最重要的建议就是——慢下来。

中医古籍说人体的经脉之气一昼夜运行50次，大约共有13500次呼吸，大家可以算出来，平均一呼一吸要花的时间是6.4秒。可是你自己掐着秒表算算，你的一呼一吸花了多长时间？我敢跟你打赌，绝对花不了那么久。

我们生活在这个年代，生活节奏就是这么快，恐怕也很难改变，可是改变一下自己的呼吸速度，我相信大家应该能做到吧。进入中年以后，日常生活工作中，在可能的情况下，尽量让自己慢下来，缓缓呼吸，慢慢散步，别让心气负担过重，这就是对心脏的一种养护。


## 3. 红色食物最养心，您吃对了吗

有位做过心脏搭桥手术的患者，头一回找到我时，高兴地跟我汇报他的一日三餐，早餐通常是赤小豆粥加大红枣，午餐西红柿炒蛋，或者红辣椒肉丝，或者牛肉胡萝卜之类的菜，晚上吃红薯。

我一听就笑了，他倒是知道红色养心，可是这样做也有点儿过。就跟他开玩笑："你只顾着养心，肝啊肾啊什么的都不要了？"

虽然他做得有点儿极端，但有一点是对的，红色食物确实养心。五脏跟五行、五官、五季都有对应关系，跟五色当然也有对应关系。大家知道，心对应的是夏季、是火，所以不难理解为什么在五色中，它对应的是红色。

既然心对应的是红色，红色入心，那也就意味着，吃红色的食物最养心养血。中医认为，红色食物大都偏温热，含的能量比较高、阳气比较足，所以正适合夏天吃，既养阳，又补心，还能补血、生血、活血。

有些人可能会觉得这种对应没有科学依据，不过是古人想象的结果。事实上，你了解得越多，就会越佩服古人的智慧，因为他们没有现代的各种仪器和实验数据，却能给出正确的结论。

从现代营养学的角度来看，红色食物大都含有丰富的维生素C、番茄红素、胡萝卜素和部分氨基酸。除此之外，它最大的特点是富含天然铁元素。大家知道很多人的贫血都是缺铁性贫血，所以吃了这些能补铁的食物，就可以很好地补血。

我们可以大致把红色食物分成两类：一类是蔬果，比如西红柿、红辣椒、樱桃、红枣等，是番茄红素、多酚类色素、花青素类等天然色素让它们有了鲜艳的颜色，这些营养素以及维生素C，有很强的抗氧化作用，不仅可以消炎、杀菌、提高免疫力，还能抗氧化、降血脂、预防心脑血管疾病，对心脏是不是很有好处？另一类红色食物是红肉，比如猪肉、牛肉、羊肉等，和白肉相比，它们的热量更高，性更温，所以壮阳、祛寒、温补气血的功效也就更明显。

那么，都有哪些红色食物可以养心呢？现在我们就来点个名吧。

红色的食物有西红柿、胡萝卜、红薯、红辣椒、甜菜、赤小豆、红苋菜、枸杞子、红糖、洛神花、苹果、西瓜、红枣、樱桃、山楂、石榴、草莓、牛肉、羊肉、猪肉、兔肉等。

大家需要注意，虽然我说红色食物养心，但这是总的原则。具体到每个人身上，还要具体情况具体分析，结合时令节气和自己体质，才能选对适合自己的食物。

比如，同样是红色食物，红枣、西红柿、牛肉、羊肉偏温性，赤小豆、西瓜偏凉性。要是你正在上火，还是选择后者比较好。

再比如，夏天要清心火，可以选择赤小豆、西瓜；想要出汗排毒，可以吃红辣椒；想要补血，甜菜和大红枣都是不错的选择；冬天既要养心又要养肾防寒，牛肉、羊肉就挺好。

此外，还要提醒大家一点，尽量吃时令食物。反季节的食物，只有其形，却没有其神，补养身体的效果当然要差很多。

## 4. 汤中加一物，远离心绞痛

中医里面并没有"心绞痛"这个概念，但这并不是说我们根本不了解这种病，我们只是用了不同的名字来称呼它而已，我们叫它"胸痹"或者"真心痛"。

和西医一样，中医也认为心绞痛是相当难缠的疾病。因为它跟头痛、发热、咳嗽一样，只是一种症状，你不能单纯止痛，要找到根源才能消除疾病。但是这种症状，虽然它的发病部位在心，主要病机是心脉痹阻，又跟肝、脾、肾、肺这四个脏器有关系，所以也分为多种"证"，有心血瘀阻证、气滞心胸证、痰浊闭阻证、寒凝心脉证、气阴两虚证、心肾阴虚证、心肾阳虚证等，一看就挺棘手的。

也正因为这样，我通常不会给胸痹的人推荐食疗方，因为胸痹的病因较为复杂，单一的某种药物或者食物很难适应所有症候。而且，这个症状跟感冒咳嗽不一样，我不建议大家硬撑，最好还是早点儿找医生看看比较好。

不过，很多心血管病患者总会咨询这个问题，他们希望能有一些简便易行的方法，通过日常饮食进行调养，为远离这一疾病增加些助力。如果是这个出发点的话，那我倒是有个法子，而且很简单，只需要大家在煲汤炖肉的时候，加入一味很常见的药物——三七。

说起三七大家可能不熟悉，但我提起云南白药，大家肯定不陌生，云南白药、片仔癀里就都有三七，这也很好理解，因为三七最著名的功效就是散瘀止血、消肿定痛。古时候，西南边陲的人们，不管是砍柴打猎还是种田割草，受伤流血后，把三七根磨成粉后撒在伤口上，伤口很快就长好了。

但是，如果你以为三七就只能止血，那就太可惜了。这味珍贵的药材，用古人的话来说就是："三七，世人仅知功能止血止痛。殊不知痛因血瘀而痛作，血因敷散而血止。三七气味苦温，能于血分化其血瘀。"

大致意思是说，三七之所以能止血止痛，是因为其能化血瘀，而这一功效，可以被更广泛地应用在很多其他疾病上，比如心绞痛。

"人参补气第一，三七补血第一"。三七跟人参一样，都是五加科的，补益的作用很好。所以它既能活血散气，又能养气，不愧是伤科圣药。人们历来都把三七当金疮药外用，很少食用，确实有点儿可惜。

今天西医也已经证实，三七的主要药用成分是皂苷（包括人参皂苷和三七皂苷），可以增加冠状动脉血流量，降低心率，减少心肌耗氧量。也因为这样，它能活血通络、软化血管、增加冠状动脉血流量，对于心肌供血不足导致的心绞痛，有良好的防治作用。

尤其是入冬以后天气寒冷，中老年人出现心绞痛的风险就会大大增加。这时候，大家可以考虑炖个三七鸡汤、三七排骨汤，效果都很不错。具体做法跟你平时炖汤一样，只需要增加一步：把20克左右的三七须根放到冷水中浸泡半小时左右，切碎，用纱布包好，放进冷水锅中，开火炖汤，就可以了。

需要注意的是，虽然三七基本上没有不良反应，但女性经期最好不要用，因为三七活血，可能会让经血变多。孕妇当然也不能随意吃，以免动胎。

## 5. 一花一果入酒，宁心安神又养颜

关于喝酒对身体到底有益还是有害，很多人都一头雾水。似乎所有人都在跟你说喝酒对身体不好，可是你又听说每天适当喝一点儿酒，尤其是葡萄酒，对身体是有好处的。到底该听谁的呢？

我没打算给大家提供饮酒指南，只能说，喝酒有利有弊，酒的种类不同，对身体的影响也不一样。一般来说，少量饮用低度酒，对身体是利大于弊的。尤其是下面我要介绍的这种酒，对心脏有益，可以降低心血管疾病的发病率。

　　这是一种什么酒呢？它叫龙眼桂花酒，一听名字就感觉味道不错，又香又甜的。的确是这样，能够养心的酒，一定是柔柔缓缓的。

　　这个龙眼桂花酒，可是有来历的，明朝时就有它的配方了，很简单，大家可以试着自己做。你只需要准备干的龙眼肉250克，桂花60克，白砂糖120克，米酒2000毫升，然后把捣碎的龙眼肉和桂花放到烧酒里，密封放在阴凉处，1个月后打开，把白砂糖放进去，搅匀就可以喝了。是不是很简单呢？

　　别看它制法简单，药效可是很不错的。众所周知，龙眼肉"主安志，厌食，久服强魂魄，聪明"，李时珍则说"龙眼大补""食品以荔枝为贵，而资益则龙眼为良"。你去翻看各种医书，它们都会告诉你，龙眼是补血安神的重要角色。

　　至于桂花，它可以"暖脾胃，助消化，散风寒，通血脉"，有活血益气的功效。当然，桂花那沁人心脾的香味，还可以让酒的味道更加香甜。二者一起泡酒，活血养血、益气安神的效果相得益彰，所以这种药酒特别适合女性饮用。

　　我给好几位围绝经期的女性朋友推荐过这种酒，喝了一段时间之后，她们都来怪我，怪我怎么不早点儿给她们推荐，说自己不仅心境更加平和，睡得香甜，而且感觉气色都好多了。

　　的确，这种酒除了能够养心安神，还能够美容养颜，既好喝又好用，难怪她们喜欢。不过我还是一再提醒她们，虽然这酒度数不高，每天随时可以喝，但也千万不要贪杯，再好的东西也得有个度，每天最好别超过100毫升。另外我还提醒她们，别觉得药酒效果不错，就随意推荐给别人用来美容，孕妇是不能喝的，另外未成年人也不要喝。

　　虽然这种酒的做法简单，但要想让药酒的药效更好，你还得注意一个细节：桂花最好选金桂，也就是黄色的桂花，而且得是新鲜的，还不能洗。不管是泡桂花酒还是做桂花糖，桂花都不能水洗，否则香味和效果都会大打折扣。有人会说，不洗多脏啊，那怎么入口？给大家推荐个办法，可以先用小筛子过一遍，把泥沙、梗、枝叶等杂物筛掉，然后把桂花平铺着，再把厨房纸打湿，轻轻去擦上面的尘土就可以。

另外，酒的浸泡时间，是越久越好的。由于需要用新鲜桂花，所以我建议大家每年在桂花盛开的季节多酿上几坛，好好封存起来。这种酒除了能养心安神，平日吃饭的时候来一点儿，也是顶好的家酿。

## 6. 心悸不用怕，我有生脉饮

来找我调理心脏问题的人，经常会这样说："心脏方面的毛病，最麻烦的就是，它不难受的时候，你去做心电图，什么也查不出来。可是难受的时候，持续时间很短，也来不及去医院。虽说过一会儿自己会恢复，但毕竟不舒服，而且不知道心脏到底出了什么问题，总是觉得心里不踏实。"

这种防病意识非常可贵。幸运的是，他们中的大部分人，都没什么大问题，只是普通的"心悸"。什么是心悸呢？听我讲完你就知道，你自己可能也经历过，只不过没有重视。

顾名思义，心悸就是心中悸动。正常情况下，我们感觉不到自己的心跳，然而异常情况下，你会感觉自己的心跳加快，不用摸心脏都能感受到它在不正常地快速跳动；或者，你觉得心跳非常缓慢；也有可能，心跳突然变得过重，一下一下很明显；还有可能，心跳忽跳忽止。总而言之，所有这些心动过速、心慌等心动异常，都是心悸，你也可以叫它心律失常。

引起心悸的原因有很多，可能是心虚胆怯、水气凌心、瘀阻心脉，还可能是心血不足、心阳不振、阴虚火旺、痰火扰心，还有可能是身心疲惫、心理压力太大。具体的治疗方案，肯定要因人而异，得从根儿上治。不过，如果你看过医生，没什么大问题，只是偶尔会心悸，我倒是有个方子推荐给大家，可以有效缓解心悸症状，那就是生脉饮。

它原本不叫生脉饮，在药王孙思邈的《千金要方》中，有个方叫生脉散，一听就很厉害，能让"脉"生，脉是什么啊，脉就是生命，没有了脉搏，我们的生命也就完结了。

说它能起死回生恐怕有点儿夸张，但用它来缓解心悸倒是绰绰有余，这得从它的配方说起。跟很多中医方子不一样，生脉饮的配方很简单，只有三样：人参、麦冬、五味子。

人参，大名鼎鼎，能补气，它味甘、微苦，性微温，在这个方子里是君药；麦冬，味甘、微苦，性微寒，清热养阴，是臣药；而五味子味酸、甘，性温，可以敛肺止汗，生津止渴，为佐药。这三味药，一补一润一敛，益气养阴生津。而"脉为血之道，得气则充，失气则弱"，补气同时养阴，就可以让血道充盈，脉气以复，所以它能得名"生脉"。

由于人参益心气，麦冬清心烦，五味子宁心神，所以三药合用而成的生脉饮，对于缓解各种原因导致的心悸都有效果，尤其适合在夏天饮用，因为它还是一味极好的解暑品。每到三伏天，我就常常喝点儿生脉饮品预防暑热，甚至不需要开空调。

为什么呢？因为人参是补气的，夏天阳气外散，如果生的气都跑出去了，你照样会觉得元气损耗、疲倦无力，这时候可以用五味子把元气留住，因为五味子是酸性的，主收敛的。而麦冬又凉又润，可以给五脏六腑降温，让心火、肺火都不那么大，让你更能静心。

由于生脉饮既安全又好用，现在大家在很多地方都能买到现成的。不过，大家得注意看配方，看里面的"参"是哪种。

市面上你可以看到很多"参"，真正能补气的是人参、西洋参、党参、太子参。人参补气效果最强，但稍微有点儿热象的人，都不适合吃人参，尤其是阴虚的人，更不能吃；也不要用红参，药性太热；西洋参更平和一些，能兼顾气阴；党参和西洋参差不多，性平和，不燥不腻；太子参虽然阴阳兼顾，但药效比西洋参弱不少，不过它胜在价格便宜。大家如果在家自制药方时使用太子参，要适当加重分量。

如果大家不嫌麻烦，我更建议大家自制，做起来很简单，你只需要准备人参（根据自己情况换成其他参）1.5克，麦冬1.5克，五味子7粒，把它们一起放在杯子里泡水喝就可以了，一直喝到没有味道为止。还可以加上3克甘草，尤其适合心气虚的人，这类人可以经常喝。

如果想要药效更强，你可以煎煮一刻钟，或者提前一天晚上就将药材放进杯里浸泡至次日饮用。需要注意的是，不管是煮还是泡，一定要盖上盖子，这样才能更好地保留药效。

## 7. 此物号称心之谷，养心生津又健脾

开始正题之前，我们先讲个题外话，大家有没有发现，在五脏六腑的名称文字里，肝、脾、肺、肾、肠、胃，每个字都有"月"，这个字不是表示月亮，而是表示它是肉做的，而只有"心"字没有。当然这是个文字游戏，我想借这个游戏讲一点，那就是"心是虚的"，你最好感觉不到它的存在，如果能够感觉到，那就出麻烦了。

这些年来，我见过各种患者、各种心脏问题，有些患者的疾病比较轻，有些很严重。所以在此我也想提醒大家，只要明显感觉到心跳的存在，哪怕什么毛病都查不出来，也应该重视。否则，等到你能检查出问题的时候，往往疾病已经很严重了。

一年前，一位亲戚介绍过来了一位患者，是他的同事，也就四五十岁，被诊断为冠心病，东奔西跑吃了两年药，也没什么效果，这才来看中医。通过诊断，他这是典型的心阳不振，心悸心慌、大便不成形的症状已经持续很多年了。花了大半年时间，我才把他的脉象调理正常，然后我告诉他不用吃药了，接下来可以食补。我首先推荐的就是赤小豆。

我们应该知道，红色食物是养心的，赤小豆是红色的，当然符合这个标准。不仅如此，它可是被李时珍称为"心之谷"的食物，养心效果首屈一指。因为，赤小豆可以行血补血、健脾去湿、利水消肿。它既能清心火，还能补心血，最适合心血不足的女性食用，可以很好地行气补血，还能养心强心。

当然，这个赤小豆不是"此物最相思"的那种红豆，也不是大红豆，大家得分清。挑选赤小豆的时候，要选颗粒饱满、颜色紫红发暗的。李时珍说

了，"此豆以紧小而赤黯色者入药，其稍大而鲜红、淡红色者，并不治病"。

当然，如果颜色太暗或者有褪色的感觉，那可能是陈豆子。买回家以后，把赤小豆倒在一大盆淡盐水里，浮起来的就是不好的豆子，可以丢掉了。

接下来就是吃法了，除了煮成各种粥，大家还可以平时煮饭的时候丢一些进去，跟米饭一起煮。当然，需要提前泡上半天，否则不容易熟。有人可能不爱吃豆子，那么你可以换一种吃法。跟绿豆、黄豆一样，赤小豆也可以生豆芽来食用。

虽说赤小豆能养心，但不同的烹饪方法，食疗效果差别还是很大的。下面简单给大家介绍几种，我们可以根据自己的需要选择。

假如你是体内有湿气的人，那么不妨喝一点儿赤小豆薏米粥，要论去湿利水，没有什么粥的效果能比它还强，所以湿热地区的人，或者体内有湿的人，都特别适合喝这个粥。

如果是身体比较虚弱的人，尤其是气血两虚的女性，经期过后，或者产后，都可以喝点儿赤小豆乌鸡汤，给自己补气补血。

如果是体内有热、火气比较大的人，经常便秘、长痘等，可以煮一锅红绿百合羹，也就是把等量的赤小豆、绿豆和百合一起煮成粥，可以很好地清热解毒养心，尤其适合在夏天喝。

## 8. 晚上睡觉，要"先睡心，后睡眼"

这一点养心的原则，我自己深有体会。别看我现在给大家开方子的时候驾轻就熟，似乎不费吹灰之力，但这也是多年学习积累的结果。我年轻的时候，跟很多刚刚工作的人一样，废寝忘食，只想早日让自己的医术更加精湛。

那时候，晚饭过后，我一定是在学习的，不是看资料，就是研究病例，直到熄灯前一刻，我都手不释卷。结果呢，躺到床上的时候，我的大脑还非常兴奋。夜深人静了，正适合思考，于是我就把自己晚上新学到的知识在大脑中梳理一遍，还会把白天的工作也梳理一遍，总结得失。这些都省思过后，我还会天马行空地思考各种棘手问题。

想着想着，也会想到，"对了，母亲交代我的事好像还没给办""同学的消息还没来得及回复""科室的王主任邀请我们去参加他女儿的成人礼，准备什么礼物比较好呢"……

总而言之，在忙碌的一天过后，躺在床上的时光，成了我头脑风暴的时刻。脑子里跟放电影似的，想呀想，越想越清醒。虽然眼睛是闭着的，但一点儿睡意都没有。经常是不知道过了多久，才能睡着。

就这样持续了好些年，终于有一天，我发现这样不行了。因为白天我的注意力开始不集中，偶尔也出现了一两次心动过速。虽然很快就过去了，但作为医生，我很清楚这是身体在向我发出警告。思考以后，我得出结论，问题应该是出在睡眠上。

特别年轻的时候，哪怕熬夜也没问题，睡上几小时，第二天照样神采奕奕。等到年岁稍大时你就会发现，体力精力都不如以前。这时候，对睡眠质量的要求也就变高了。

从中医角度来解释，子时失眠，肾水必亏。水亏，那么就会火旺，最易伤神。所以，如果刚躺下来睡不着，千万不要辗转反侧，左思右想，这最耗神。

我当然知道耗神不利于养心，所以马上开始调整，睡前不再看书，不去思考特别费脑力的问题。从睡前半小时开始，我就放点儿轻音乐，看看不用走心的报纸、杂志之类，或者干脆做个冥想、泡个脚，让自己彻底放松下来。然后躺在床上，让心好好休息。

这就是我所说的"先睡心，后睡眼"。晚上睡觉，你一定要让心先空下来，让它休息，这才是真正在休息。很多人所谓的睡觉，都只是在睡眼，眼睛倒是闭上了，"心眼"打开了，东看看西看看，这可不利于安神养心。

所以，我特别想要提醒大家，不要一提养心就想到吃什么、怎么按摩，你得让它休息好。心是最累的器官，绝对一刻不能停，也就只有在你晚上睡觉的时候，它才能稍微休息一下。如果这时候你还劳心耗神，第二天就更容易有心力交瘁的感觉。

　　因此，不管你要操心的事有多少，子时之前，也就是晚上11点之前，最好能睡着，免得过分耗神。另外，在午时，也就是上午11点到下午1点，心经当令的时刻，最好能午休一会儿，尤其是在夏天。没有条件午休的，不妨静坐一刻钟，闭目养神，也有利于养心气。

# 二、养脾胃就是养寿命

## 1. 为什么脾胃强的人寿命长

在很多人眼里，脾脏似乎是五脏中最结实、最不重要的那一个。的确，脾胃任劳任怨，没其他器官那么娇气金贵，但你可千万别觉得它们就不用好好照顾。事实上，脾可是我们的"后天之本""气血生化之源"，如果伤了脾胃，是会影响寿命的。因为，脾胃伤则元气衰，元气衰则人折寿。

明代大医家张景岳提出，"土气为万物之源，胃气为养生之主。胃强则强，胃弱则弱，有胃则生，无胃则死，是以养生家必当以脾胃为先"。五行中的土对应五脏中的脾，它是万物生长的源泉。就跟植物离不了土一样，我们也离不开脾胃。

大家都知道，脾胃的主要作用是消化，我也不需要详细和大家讲它"主升清、主运化、主统血"那些复杂的道理，只需要一句话大家就能明白：你补充的一切营养，如果不能被吸收，就完全没有作用。

所以，作为我们日常所有行为的能量之源，脾胃和其他脏腑都关系密切，它们是一荣俱荣、一损俱损的关系。脾胃的健康可不仅仅是它自己的事，与其他脏腑也关系重大。

前些日子有位小伙子来找我，说是担心自己有心脏病。我问清楚以后，和他说，让他放心，他没有心脏病，但以后千万不能像现在这样吃饭了。原来，这位小伙刚结婚，单身的时候伙食不好，现在有了可口的饭菜，每顿都吃到再也吃不下为止。可是他慢慢发现，自己吃完饭以后喘不过气，心跳明显加快，心口处憋得难受。他害怕自己得了心脏病，赶紧来看医生。

这种情况啊，就是典型的"子夺母气"，脾属土，心属火，火能生土，所以心与脾也就有了"母子"关系，脾是心之子，肺之母。原本呢，大家各自相安无事，你管你的，我忙我的，互不侵犯。但是，当你吃得太饱，脾胃没有过多的"气"来消化那些食物时，怎么办呢？就会夺走一些心气来帮助消化。这跟你有了麻烦的时候总会去找妈妈来解决是一个道理。没办法，妈妈只好牺牲她自己来帮你。可是，心把自己的气给了脾，心就容易出问题，对不对？

所以啊，一个人生不生病，能不能长寿，很大程度上都是由脾胃决定的。我们医生看老年人，哪些人身体好、能长寿，哪些人身体差，一眼就能看出来。因为脾胃好不好，脸上写得清清楚楚。要是一个人嘴唇红润，耳聪目明，气色好，胃口也好，那么脾胃肯定不会差。要是一个人面色苍白或蜡黄，嘴唇又干又没血色，鼻翼发红或者发青，眼睛看不清东西，耳朵经常耳鸣甚至耳聋，那么他的脾胃一定不会好。

"我命在我不在天"，这个"在我"，主要就在于脾胃，我们可以"治脾胃以安五脏"。有些慢性病，虽然看起来跟脾胃没关系，但要是能把脾胃调理好，让身体的脏腑、气血平衡，也就能够祛病延年了。

## 2. 多汤多水，脾胃喜欢这样吃

说起脾胃喜欢什么食物，很多人都头头是道，脾胃喜欢温暖的食物、喜欢细碎的食物、喜欢黄色的食物、喜欢甘温的食物……这些全都没错，总而言之，脾胃喜欢好消化的食物。这很好理解嘛，它的主要工作就是消化，当然是任务越轻越好。

那么问题是，哪些食物好消化呢？显然，软烂的食物更好消化，而那些质地比较硬的、辛辣油腻的食物最难消化。

当然，我并不是说，大家以后不吃别的东西就只喝汤粥，那肯定是不可能的，主要是为了引起大家对汤水的重视。尤其是消化功能日渐变弱的老年人，更要注意多喝粥、汤，它们能够以一种让脾胃最轻松的方式为你提供营养，所以值得强烈推荐。

对于年轻人来说，多喝汤不大现实，因为汤水太好消化了，再加上年轻人每天活动多、消耗大，所以年轻人会很快觉得饿。那么我建议大家可以饭前喝一碗汤，记得，一定要在饭前，而且得喝温热的汤。

为什么呢？因为胃最喜欢温热的食物，你一碗热腾腾的汤下肚，既温暖又好消化，就像是很愉快地跟脾胃打了个招呼：我准备吃东西啦，你要开始工作了。于是它们很爽快地开工，为消化接下来的食物做好准备。所以俗语说"饭前先喝汤，胜过良药方"。

要是饭后喝汤呢，就没了这种效果，而且不利于食物的消化。因为这时候你喝下去的汤汤水水会稀释胃液，不利于消化。

不过，我需要提醒大家，饭前喝的这个"汤"，是有讲究的，最好是蛋白质丰富的肉汤、蛋汤，少喝一小碗。比如牛肉汤、鱼汤、鸡汤、小米汤、糯米汤，都很不错。要是喝了一碗酱油汤、咸菜汤，那可就没什么好处了。

另外，为什么这个汤必须是热的呢？很简单，"胃以温通为补"，它喜欢温热，你要是一碗冰凉的汤下肚，脾胃需要干的第一件事是什么？不是消化，是加热。它要把食物加热到合适的温度，这多耗气血啊。所以，你得吃温热的食物，给身体省点儿能量。古人说"凡以饮食，无论四时，常令温暖"，一点儿没错。

这些年来，我遇到过不少肠胃病患者，饮食习惯大都有问题。有一次，当我批评一位患者的饮食方式时，他很委屈地说："我吃汤泡饭怎么不好了，不是说吃饭的时候喝点儿汤好吗？"

没错，饭前和饭中喝汤都可以，但汤泡饭就是不行。我跟他说："你想想看，吃米饭的时候你咀嚼了多少下才咽下去的，吃汤泡饭的时候呢？"他想了想说："汤泡饭是要吃得快一些，可是没关系吧，米饭又不难消化。"

没错，米饭不算难消化，可是为什么我们总说吃饭要细嚼慢咽？不是让你装斯文，而是用牙齿把食物研磨得更细碎，让唾液和食物充分混合，大大减轻胃的负担。如果你吃汤泡饭，"汤泡饭，嚼不烂"，一次两次没事，长年累月给脾胃增加负担，它能不被累病吗？

所以啊，大家别觉得饮食习惯是小事，对脾胃好一点儿，你肯定不吃亏。

## 3. 脾胃不和中气弱，试试乾隆帝的八珍糕

这里的脾胃不和，不是说脾和胃之间不和睦了，而是说它们俩的功能出问题了，也就是脾胃功能失调。各种原因都可能导致脾胃不和，比如胃里火气大了，或者胃寒了，或者你吃生冷、辛辣、油腻的食物太多导致胃气不足，等等。

失调了，那就得调整，是什么原因引起的，我们就从那里入手去调理。如果是中气弱，就要补中气。这里的"中气弱"，其实也就是脾胃之气虚弱。这一虚弱，就会导致运化无力，也就脾胃不和了。如今很多人吃东西百无禁忌，所以中气弱这种情况非常常见。

比如，过年过节后，很多人会觉得自己胃口不好，肚子里老感觉胀胀的，严重的甚至还恶心呕吐，有的人大便稀溏，这就是油腻食物吃得太多，导致中气弱，消化功能变差的表现。

很多患者跟我说，"明明没吃多少东西啊，怎么还消化不了，以前都没问题的"，那是因为，你脾胃的运化功能变弱了，同样的食物，以前能好好地消化，现在就不行。怎么办呢？得补补中气，否则继续下去的话，整个人会变得越来越虚弱。

这时候，我会视情况轻重决定需不需要用药，如果症状比较轻，无须用

药，我会给大家推荐"八珍糕"，这可是当年乾隆和慈禧都爱吃的小糕点。他们吃的东西不一定都是好的，但这个"八珍糕"着实不错，配方相当讲究。

这八珍，分别是党参（或者人参）、白术、茯苓、薏米、莲子肉、芡实、山药和白扁豆。其中，党参补中益气、和脾胃，补中气的效果很好；白术健脾益气、燥湿利水；茯苓帮脾土去水、补脾阳；薏米也可以祛除湿浊，但跟茯苓不一样，茯苓的利湿是往上的，薏米往下，二者一升一降，让气机顺畅流转；莲子肉补中安神，芡实补脾固肾，山药健脾补肺，它们三个补脾的同时，还能兼顾其他脏器，而且都有收涩的作用。这就使得滋补的药效被收涩住，不会散掉，也就能被身体真正吸收。另外还有一味白扁豆，它是补脾和中、化湿消暑的良药，对于暑湿导致的腹泻效果非常好。

这八味药食两用的食材，党参、白术补中气，茯苓、薏米去湿补脾阳，山药、莲子肉、白扁豆养脾阴，芡实收涩保药效。整个方子有阴有阳，有升有降，健脾益胃的功效非常好，难怪它被称为千古养生第一糕。

所以这个糕点，健康人也可以吃，觉得胃口不好的时候，或者大鱼大肉吃多了，即便没有感觉难受，也可以吃一些养养脾胃。

需要注意的是，这个配方更适合中老年人食用，因为这是乾隆晚年用的配方，他更年轻的时候，不用党参和白术，而是用山楂和麦芽帮助消食化积，老了以后才用党参、白术补气。另外，这是乾隆所食的男八珍，慈禧所食的为女八珍，是把党参、白术换成麦芽、藕粉，更适合女性。

现在市面上有卖八珍糕的，你可以买现成的，也可以自己做。自己做的时候，每种食材都用30克，全都研磨成细粉，跟200克大米粉与200克糯米粉混在一起，加适量糖，蒸成糕饼就可以了。

但是，如果脾胃本身就有毛病，可以请医生给你加减分量调方子，比如，如果你大便干燥，就可以不用白扁豆，把它换成杏仁比较好。如果舌苔很厚，就可以增加薏米的分量等，这样调出来的方子，食疗效果肯定更好。

## 4.山楂化食散，脾胃虚弱人的动力药

有一次在单位食堂，听到两个护士在聊天，只听其中一个说："我妈啊，跟你婆婆一模一样，说自己围绝经期要补营养，那就补呗，可是稍微吃点儿又说不消化。给她买健胃消食片，说吃了没用。给她买山楂吧，说牙疼吃不了。真是年纪越大越矫情。我看啊，就是在找存在感。"

我搭了句话："我看啊，她们是脾胃虚弱。"老年人本来脾胃功能就在退化，再加上夏天湿气重，湿困脾土，脾胃就更虚弱了。年轻人不懂老年人的苦，总觉得他们没事找事，其实真不是那样的。后来我给她俩建议，试试山楂化食散，我家就常备着，遇上肉吃多了，或者感觉饱胀的时候，就吃上一勺。这不是山楂糕、山楂卷，也不用怕牙疼。

后来，这俩小护士还专门跑到我的科室感谢我，说效果很好，她们都得到了家人的夸奖。听到这话我也很开心，年轻人对老人要多点儿耐心，他们说身体不舒服，那就一定有原因。

我们来说说这个山楂化食散，看名字就知道，它的主要成分是山楂，但这不是糖葫芦里的那个山楂，而是炒山楂，是一味中药，健脾开胃、消食化滞；除了炒山楂，配方里另外还有四味药，分别是炒麦芽、炒神曲、陈皮和苏叶。

炒山楂、炒神曲、炒麦芽也就是著名的"炒三仙"，它们的共同作用就是帮助消食化积。虽然都擅长化积，但它们又各有所长，炒山楂尤其能消化肉食，炒麦芽可以消化面食，炒神曲更能消化酒食。这三者一起用，基本上各种食积都能被解决。

另外，还有两味药是陈皮和苏叶，陈皮健脾开胃，苏叶行气理脾，都能促进消化。所以这五味药一起构成的山楂化食散，等于是在脾胃里加了个小马达，消化起来动力当然更足，比单吃山楂消食效果要好多了。

所以，我建议如果家里有老人，大家可以自制一罐备着，遇到消化不好

的时候，吃一小勺，效果相当不错。它做起来也很简单，大家只需要把这些材料按照炒山楂6份、炒神曲4份、炒麦芽4份、陈皮4份、苏叶3份的比例调配，然后让中药店帮你把所有材料打成细粉，混在一起就可以了。

当然，虽然这个山楂化食散好用，大家也不要觉得从此以后就可以想吃什么吃什么，想吃多少吃多少，这毕竟只是补救方法，要养好脾胃，还是得饮食有节。


## 5. 炒菜时加一物，温胃散寒效果好

这么多年来，我们家做菜的时候，通常都少不了姜这味作料。有人肯定会说，这有什么稀奇，谁家做菜不放姜？还真不是，有的人就是不吃，理由是"怕上火""怕刺激胃"，他们不知道，姜不仅仅是调料，还是很好的药材，可以一举两得地调理胃病。

众所周知，姜可以发汗，风寒感冒的时候一碗姜汤就可以药到病除。但大家可能不知道，如果你脾胃虚寒，每天炒菜的时候加点儿姜，就可以很好地养护脾胃。

为什么我要专门讲脾胃虚寒呢，因为脾胃病最重要的病因就是虚与寒。当然，也有人有胃火，但更常见的还是寒，十个胃病九个寒。因为胃气本身是一种"阳气"，它喜欢温暖，喜欢温热的食物。热一点儿没关系，它最怕冷。

大家应该知道，如果一不小心腹部着凉了，很容易拉肚子。所以，不管是吃了冰冷的食物，还是衣服穿少了，肠胃都会不舒服。

现在很多年轻女孩子，都存在脾胃虚寒的问题。女性本身体质就偏寒，如果她们爱吃冷饮，还爱穿露脐装，又不爱运动生阳气，就更会伤害脾胃。

只不过，年轻的时候，胃气比较充足，对于你吃进去的那些寒凉之物、所受的寒凉之气，你还承受得了，你也不会觉得多难受。随着脾胃越来越虚弱，你会发现某一天，当你吃了西瓜或者喝了冷饮，就开始肚子疼，那是肠胃在明明白白地告诉你，它已经又虚又寒了。

这时候，你可能会发现自己脸上没有血色，甚至嘴唇发青，鼻子周围容易长青春痘，这都是脾胃虚寒导致的。

至于中老年人，脾虚更是特别常见，而且随着胃气的自然衰退，虚寒也就不奇怪了。典型表现就是喝了热水觉得舒服，按着胃觉得舒服。

凡是这种情况，可以泡姜枣茶喝。当然更方便的做法是，在做菜的时候加上姜，而且最好是干姜。干姜和生姜的区别是，干姜的辣更强劲，但是作用发散得慢一些；而生姜的辣更柔和，却发散得更快。所以，发汗用生姜更好，而祛寒温胃，还是干姜好。

需要注意的是，不管你多爱干净，也不要去掉姜的皮。自然界的生物是很奇妙的，它本身也讲究一个阴阳平衡，姜肉是发散的，但姜皮主收藏，可以约束姜的力量。如果去皮，可能会过于发散。所以还是不要去皮，把它洗干净就好。

即便你没有胃寒的症状，只要不是胃火大、明显阴虚火旺的人，做菜的时候，尤其是烹饪鱼、虾、贝类的时候，都不妨放点儿葱、姜、蒜。因为这些食物通常都是偏寒性的，放一些姜，既可以缓和食材的寒性，还可以提味去腥，何乐而不为呢？

## 6. 用它泡水喝，准保胃口大开

随着大家生活水平提高，近些年不常见乱泡橘子皮的人了，前些年我经常会遇到用橘子皮泡水喝，结果把自己喝得肚子不舒服的人。他们有的是拿新鲜橘子皮直接泡水，有的是用晒干的橘子皮泡水，还有人用青色的橘子皮泡水，理由是"听说喝橘子皮泡水能去火"。

还有的老年人，只听说陈皮好，不管三七二十一就泡水喝，其实他们本身气虚，而用了陈皮，身体更虚了。陈皮这味药，主要作用是"行气"，它并不是补益的，而是起到发散的作用，虽然药效非常柔和，但毕竟破气，气虚的人千万不要随便拿它泡水喝。

在这里我也给大家普及一个常识，晒干的橘子皮，并不就是陈皮，湿的橘子皮更不是了。陈皮这味中药，的确是橘子皮，但却不是你刚吃完的橘子剥下来的皮。

中药材对于年份、炮制方法都有非常多的要求。炮制陈皮的时候，需要在一个密封的屋子里，大量的橘子皮在一起，而且新的陈的放在一起，气聚在一起不容易散，橘子皮就在里面一直被熏着，放上一两年，气越来越柔和，这才好用。而新鲜的橘子皮，它的气比较冲、比较急，就不像陈皮那样平和。

所以，我并不建议大家自制陈皮，因为量太少，就不容易聚气。而且，专门用来制陈皮的橘子，很不好吃。毕竟，皮非常清香，肉就要打折扣，自然界每一样事物都是这样，不可能全身到处都是精华，总是要有所偏重的。

由于陈皮这味药，它的效果非常柔和，所以似乎没什么地位，但正因为柔和，对身体的影响也就没那么剧烈，可以非常温和地调理身体。

比如说，你脾胃虚弱、胃口不好，可以吃一些补气的药物，与此同时，用陈皮泡水喝，可以一点点地让肠胃之气缓缓流通开。再比如说，你脾胃受了寒，中焦的气都收在一起，凝在一起时，也可以用陈皮解郁。

所以，虽然生姜祛寒的效果很好，山楂开胃的作用很强，但它们也有局限性，你不大可能天天喝姜茶，容易上火；也不能天天吃山楂，容易胃酸；而陈皮就没关系，它可以经常用来泡水喝，既能去火，还可以解郁，非常平和地调气。气调好了，胃口自然大开。

对于肠道有积气的人，陈皮就更好用了，行气理气正是它的"拿手好戏"，它可以很好地消除肠道积气，并且促进消化、增进食欲。

你要做的事也很简单，只需要每天拿一两块陈皮，放在杯子里泡水喝就可以。由于它药效平和，多一点儿、少一点儿都没关系，只不过老年人还是要少用一些，气虚的人应遵医嘱合理用药。如果有条件的话，尽量选择新会陈皮，这种陈皮效果最好、最柔和。

## 7. 脾气不足的人容易累，这种草能缓解

我们形容一个人身体健康、声音洪亮、生命力旺盛的时候，往往会说"中气十足"，而一个无精打采、没有精气神的人，自然就是中气不足了。这个中气呢，就是中焦的脾胃之气，尤其是脾气。

脾属土，位居中央，滋养着一切脏腑。所以啊，脾胃之气不足的人，运化失常，就很容易气短乏力、面黄肌瘦，整个人驼背弯腰，跟斗败了的公鸡似的。

比如有一次，一个患者一进门，我只看了他一眼就说"你肯定脾虚"。为什么我敢这么肯定呢？一看他就肯定不是从事体力劳动的，整个人黄黄瘦瘦的，看起来却像是刚刚从工地上搬了一天砖头回来似的，满脸的憔悴疲惫。

果然，他一开口，说起话来也有气无力的。难道他真有那么累吗？不见得，但是由于中气不足，人就会四肢无力、精神不振、弯腰驼背，还老是犯困。这时候，睡多久都没用，仅依靠休息是无法恢复的，要从根儿上着手，得补气。

怎么补气呢？一提起补气，很多人会想起人参。的确，人参是中药里著名的"四大金刚"之一，补气功效第一，但我这里要给大家推荐的却不是人参，而是甘草。

别看甘草便宜，"甘入脾"，这种名为甘草、味道也甜甜的植物，天生就跟脾有缘，颜色淡黄的它，又应了"黄色入脾"的说法。根据中医的看法，不管是它的外形，还是颜色、气味，都是"中土"之象，所以最利于土气，也就是最利于中气、脾胃之气。

人参大补元气，它补的气较为滋润，所以能生津；甘草阴阳并补，而且它既能补气，也能守气，可以把补的气牢牢守住，所以补虚的效果相当好，并不是人参可以取代的。为什么正在哺乳的女性不能用甘草呢，就是因为它这个守固的作用，一下子就让奶水没了。再加上，甘草直接对应中焦脾胃，那么补

气守气的效果就更好了。

正因为这种守固作用，如果脾胃有瘀滞，郁结比较严重，就不适合用甘草了。除此之外，凡是补益脾胃，都可以用甘草。

所以，脾虚厉害的人，我建议大家可以每天用甘草泡水喝，不需要太多，两三克也就可以了。虽说生甘草、炙甘草都可以，但所有的生品，都更接近本性，属于植物的生气也更多一些，所以这里我更建议大家用生甘草。

当然，虽然甘草的药效非常柔和，但毕竟是药，我并不建议所有人都来喝。就算是脾气虚弱的人，也要在情况改善以后停止饮用甘草水，或者减量。

## 8.枣泥山药糕，健脾胃的补养美食

提起枣泥山药糕，我就会想起前些天遇到的一位老太太，老人家看完病以后，犹豫了老半天，特别难为情地开口问我："大夫，说出来您别笑话。你们都说小米粥养胃，我也知道。可是我实在不爱喝小米粥，打小就喝它，真不喜欢。能给我推荐点儿别的食物吗？"

我给她推荐的，就是枣泥山药糕。女性一般都喜欢甜食，而且老人家最好吃一些软烂的食物，这道小糕点正符合要求。

看过《红楼梦》的人，应该都记得秦可卿，不知道大家还记不记得里面的一个细节。秦可卿病入膏肓的时候，王熙凤去看她，秦可卿说："……昨日老太太赏的那枣泥馅的山药糕，我倒吃了两块。"

大家瞧见了没，那个时候的秦可卿，山珍海味都吃不下去，唯独这个枣泥山药糕，她倒是感觉能消化。曹雪芹是懂医理的，他知道枣泥山药糕好消化，而且味道清甜，对于食欲不振的病人来说，是不错的食物。

在五色和五脏的对应中，甘入脾，而甘味食物，又首推山药和红枣。我们先说山药，别看它的名字里带个"药"字，其实跟很多药食两用的食物相比，它根本算不得药，因为它太平和了，简直跟五谷一样养人。

对于比如秦可卿那样脾胃特别虚弱的人来说，别说大补的人参了，就连甘草那种平和的药物，她的脾胃都未必能承受得了，也就是所谓的"虚不受补"。所以这时候，必须要非常柔和的食物才行，那么甘润平和的山药，就是非常好的选择。

很多药食两用之品，老人和小孩都要慎用，但山药不需要慎用，老人和孩子都可以放心食用。很多药都会有禁忌，医生会叮嘱哪些人不能吃，而山药几乎没有禁忌，实在是太没"脾气"了。

也正因为这样，不管是生了什么病，或者是女性生完孩子，身体虚损的时候，都可以用山药养。需要长期服药的慢性病患者也可以多吃山药来养脾胃。

不过有一点，山药虽然足够平和，但毕竟略微偏润偏阴，如果是脾胃明显虚寒的人，可以加一点儿温养的食材，那么红枣就是不错的选择。尤其对容易脾胃虚寒的女性来说，山药枣泥的搭配是相当好的，大家不妨也试着做一做这道点心。

具体做法：把红枣洗净蒸熟后，用料理机打成枣泥；山药蒸熟去皮后，捣成没有颗粒的山药泥，然后包入枣泥，将口合拢，再上锅蒸几分钟就可以了。

有人做的时候会加糯米粉，如果你脾胃功能还不错，没问题。但如果消化功能特别不好，就不要加糯米粉。枣皮一定要打碎，或者把它去掉，因为很难消化。当然，如果觉得制成糕点比较麻烦，也可以直接吃山药泥和枣泥。

# 三、养肝就是养血

## 1. 肝脏好不好，只有眼知道

朋友的女儿写完毕业论文以后，形容自己的状态是"两眼发直，目光呆滞"，连打哈欠都不会流眼泪，自测得了干眼症，被朋友逼着来找我瞧瞧。姑娘一副满不在乎的模样："没事的，我知道前些日子眼睛太累了，睡几天就好。"

我跟她说："你这可不仅是眼睛不好，你瞧，你眼睛里面满是红血丝，这说明肝火很旺。眼睛不够明亮，说明气血不足……"她一听吓坏了："严不严重啊？我就觉得眼睛周围皮肤很紧，眼睛不太睁得开，总想闭眼睛，怎么还跟肝有关系了呢？"

眼睛当然跟肝有关系，而且关系大着呢，我们常说某种药物或食物能"清肝明目"，"清肝"和"明目"连在一起，不是没有道理的，五脏和五官有对应关系，肝脏对应的就是眼睛。因为"肝藏血，开窍于目"，而"目得血而能视"，所以，肝脏好不好，眼睛全知道。

大家想想看啊，很多女孩子为什么手脚冰凉？因为手脚都在肢体末端，如果你身体的气血不够，手脚就会冰凉。眼睛也一样，它在全身的至高之处，只有那些气血充足的人，目光才能炯炯有神，人才能神采奕奕。这样的人，一般肝脏都很好，肝血充盈，所以眼睛有神。

相反，那些双眼无神、眼睛干涩、总想闭眼睛的人，基本上都肝血不足，这些人看东西的时候，眼睛特别容易疲劳。比方说，你跟同龄人一起看电视，大家都没事，就你觉得眼睛难受甚至视力模糊，肯定是肝虚。一直亏下去，就会近视得越来越严重。除非是外伤引起，否则，视力下降都跟肝气虚和肝血虚脱不了干系。

还有人的眼白不是鸭蛋清的颜色，而是有些浑浊甚至发黄的，这是因为肝脏有湿热。所以看到病人眼睛浑浊而发黄的时候，中医往往会用利湿祛风的药物或食物。

现如今，肝血虚的人越来越多，这也是让我们医生很无奈的事情。以前我们出门坐车，要么闭上眼睛养养眼，要么跟身边人聊聊天，可是现在满大街，个个都是"低头族"，手机不离手，眼睛能好吗？"久视伤血"啊，伤的都是肝血，眼睛得不到肝血的充分滋养，你能不觉得干涩吗？滴再多眼药水都没有用。

我们的肝脏里原本储存着丰富的血液，眼睛多耗费一点儿也没什么。所以一开始用眼过度的时候，你不会有什么感觉。但时间长了，你每天都盯着电脑、手机十几小时，肝血被过度消耗，就不大可能给眼睛充分的营养，你马上就会觉得眼睛干涩、视物模糊、视力下降等。如果继续下去，还有可能得肝病。所以啊，养肝就是养眼，养眼就是养肝，大家切记这一点。

## 2. 最伤肝的几件事，千万不要做

除了"久视伤肝"以外，对现代人来说，日常生活中还有其他肝脏杀手，那就是：熬夜、吸烟。当然，这主要是针对男性的。对女性来说，那就是熬夜、生闷气。

我们先来说熬夜吧，这是多数人的通病。我这里所说的熬夜，是指超过晚上11点还不上床躺着。如果凌晨1点以后才睡觉，那就确定无疑会伤肝了。为什么呢？这得从我们的睡眠机制说起。

中医说人要"日出而作，日落而息"，因为"阴气盛则寐，阳气盛则寤"，我们要跟大自然天人合一，在阴气盛的时候入睡，在阳气变盛的时候醒来。

什么时候阴气最盛呢？子时，也就是晚上11点到次日凌晨1点这段时间。这时候，阴阳交合，阴气最重。而阴主静，所以人最好也是静的，不要活动。

当然，你不能睡到午时阳气最盛的时候才起床，而是要随着太阳升起，一起醒来，太阳越升越高，人体的阳气也渐渐升发。这才是合乎自然规律的睡眠时间。

如果大家一整晚都不睡，会把身体所有脏腑伤个遍，如果大家晚睡，那么最先受伤的是肝脏。因为肝藏血，白天它为身体各组织的运行提供血液，晚上"人卧则血归于肝"，我们躺下以后，血又回归肝脏"藏起来"。如果子时和丑时，也就是晚上11点到次日凌晨3点，胆经和肝经当令的时辰，你没有安静地躺着休息，那么回肝血量不足，就不能制约肝之阳气的升腾，容易肝阳上亢，肝火上炎，人就会眼睛干涩、头痛眼红、头晕眼花。如果长期熬夜，那危害就更大了，不仅容易视力下降，还会伤及肝胆，甚至引起五脏的伤害。

然后我们来说抽烟喝酒。老实说，烟酒也并不是十恶不赦的，它们都有各自的功用。烟草可以祛寒解表，解郁结，还能宣肺，治疗各种寒凝气滞引发的疾病。古时候，偏远地区的人们，食物中毒以后还会喝烟丝泡的水来解毒。大家需要注意，这是把它当作药物来用。对正常人来说，药物哪有天天用的道理？所以，尽管烟草不是蛇蝎，却也实在不应该天天抽。

从中医角度看，烟和酒有一个共同点，那就是"扶阳"，烟酒都能行阳气。而肝主疏泄，负责阳气升发。也就是说，肝本身的特点就是阳亢阴虚，如果再用烟酒来升散阳气，那就更容易阴虚。很多酗酒的人都脾气暴躁，喝完酒后面红耳赤，这是伤了肝体之阴的后果。

可以说，酒这种东西，小酌怡情，过饮伤身。我们必须把握好饮酒的量。一般来说，男性每天最多摄入40克酒精，女性要减半，因为酒精对她们的伤害更大。

### 3.肝郁化火，一个字巧化解

首先我得跟大家谈谈什么是"肝郁化火"。大家应该知道，肝属木，木嘛，就喜欢自由自在地生长，如果肝气郁结，不能很好地疏泄，那么，木生火，这就是肝郁化火。通常都是因为情志不畅，大家别以为只有林黛玉那种性格的人才会肝郁，其实李白这种性格的人也会肝郁。为什么？壮志难酬啊。情志不舒展，就会肝郁。肝郁多了久了，就会化火。

我的一位患者，是一所大学的副教授，因为多年评不上教授，他的心情长期郁结，来看病时，整个人很瘦。我一摸脉，弦急有力，这是典型的肝郁化火，当时我给他用了柴胡之类的药物散气，还推荐给他一个字，那就是"嘘"字。

这个"嘘"字，是"养生六字功"，它可大有来头，唐代大医孙思邈编了一首歌："春嘘明目夏呵心，秋呬冬吹肺肾宁……"这里的"春嘘明目"指的就是"嘘"字功，它能明目，当然也能养肝。

我们家的一位长辈，八十多岁了，耳聪目明，去体检，医生说他各项指标都非常好。虽然体力精力不能跟年轻人比，但比同龄人实在好太多了。他的养生秘诀就是粗茶淡饭，并且常年坚持练养生六字功。

下面我就给大家讲讲这个"嘘"字功该怎么练。

一开始，先要做准备动作：面朝东站立，两臂自然下垂，两脚自然分开，与肩同宽，两膝微屈，头正颈直，含胸收腹，直腰拔背。与此同时，两腋虚空，肘微曲，两手掌轻靠于大腿外侧。全身放松，两眼睁开，平视前方。如果不方便站立，也可以坐着。

准备动作之后，我们要开始发声，不是像平常说话一样说"嘘"就可以，发声吐气的时候，你的唇齿要微开，嘴角后引，口唇微微用力拉"扁"，槽牙上下平对，中间留缝隙，舌尖放平，舌体微微后缩，槽牙与舌边也要有一些空隙。发声吐气时，气从槽牙间、舌两边的空隙中呼出，形成"嘘"这个音。重复这个过程六次。

这个发声过程虽然很复杂，但正是在这个发声过程中，我们通过呼吸导引进行吐纳，强化人体的各部分组织机能，尤其是肝脏。"嘘"字功不仅可以明目，还能养肝，缓解肝火旺、两眼干涩等症状。

发声之后不是马上就可以洗洗睡了，还要有结束动作，要调息。这时候，可以正常呼吸了，但要双眼微闭，鼻纳口吐，缓缓地平定情绪，息心静思。最好能上下齿轻轻相叩36次，补养正气的效果更好。

建议大家天天练习，每天早晚各一次，用不了多少时间，但对身体的颐养效果相当不错。

## 4. 三味小中药，一杯调肝茶

有很多人，明明感觉身体好好的，体检却发现肝有点儿小问题，就找我打听，问肝该怎么补。我总是告诉他们，这个肝啊，跟肾不一样，它是不能补的，一补就上火。事实上，补肾补脾就可以补肝了。肾属水，脾属土，土和水没有问题，木也就没什么大问题了。

对于肝有点儿火或者气郁的患者，我都会给他们推荐一种调肝茶。因为肝虽然不能补，但可以养，用效果比较柔和的药物慢慢调养。

这种茶有三味小药材，都特别常见。第一味是桑叶，古籍中是这样讲桑叶的，"治劳热咳嗽，明目，长发"。大家一看到明目就知道，它对肝也有好处。是的，桑叶兼有清、润两种功效，可以疏散风热、平抑肝阳，又能清肝明目，清肺润燥。

有人上火了眼睛难受，就可以喝桑叶水。桑叶不仅可以治疗风热引起的目赤，而且可以从根源上清肝火，但桑叶性寒，味甘、苦，还是略微偏寒了一些。

第二味是玫瑰。很多女性为了祛斑，喜欢泡玫瑰花茶喝。玫瑰花为什么能祛斑呢？因为很多女性爱生闷气，她们脸上的斑都是肝气郁结形成的，而玫瑰主疏泄调达，可以疏肝，也就有了美白祛斑的功效。所以玫瑰特别受女性青睐。

第三味是白梅花，大家可能极少把它当药用。但看过《红楼梦》的人可能还会记得，薛宝钗为了抑制胎里带的"热毒"，要吃一种冷香丸，里面就有白梅蕊。

白梅花是绿萼梅的一种，因为是白花绿萼，所以跟红梅花功效不一样。红梅花可以清肝解郁，白梅花可以平肝和胃，在这个小方子里，我更推荐大家饮用白梅花，因为它同样可以疏肝解郁，助清阳之气上升，而且性平。

这三味放在一起，既可以清肝热，又可以疏肝郁、平肝阳，养肝效果是很不错的。你只需要每天用2克桑叶、5朵玫瑰花、5朵白梅花泡茶喝就可以。当然，以上全都是干品。

另外，方子是可以灵活变通的，虽然这几味药材药性都很平和，适合绝大多数人群，但我们还是可以根据自己的具体情况加减。比如，对肝火上炎引起的眼睛肿痛、头痛，可以在这三味中药的基础上，加菊花、决明子等；如果是肝阴不足导致的眼睛昏花，可以再配上枸杞子、黑芝麻等滋养肝肾的药物；等等。

## 5. 疏风平肝，枕中自有调肝药

有一次参加学术会议，闲聊的时候讲起"老传统"，一位来自乡镇的老中医说，他们那边的乡下，每到秋季的时候，大人们就会让小孩子们去山上采野菊花，不是我们在公园里看到的那种硕大的、很好看的、五颜六色的菊花，而是黄色或白色的野菊花，小小的，一闻，药味很重。采回家以后晒干，做成枕头。

听他这样一讲，我也想起来，这确实是"老传统"了，《本草纲目》里就有菊花"作枕明目"之说，以前听父辈说过，他们也那样做。现在大家都住在城里，连一年四季开什么花、长什么草都不知道，更别提采野花了。其实在秋高气爽的时候，大家开车自驾游，到处采摘果子的同时，不妨去郊野采点儿野菊花，回来做个菊花枕，就可以轻轻松松清肝明目了。

说起菊花清肝明目的大名，几乎是无人不知、无人不晓的。菊花微寒，归肺、肝经，能够清热解毒，疏风平肝。长了疔疮痈肿或者出现目赤肿痛的时候，都可以用菊花水内服加外洗，见效很快。但菊花毕竟性寒，如果长期泡水喝，苦寒容易伤脾胃。

而我们今天讲的这种使用方法，让你睡觉的同时就能疏风平肝，且不用担心伤脾胃，所以特别受欢迎。

具体做法很简单，在野菊花开的季节，赶在霜降以前，采上一些，自然晒干，做成枕芯就可以。需要注意的是，野菊花里容易有小虫子，一定要充分晒干。而且它还很容易受潮，要经常拿出来晒晒，药效可以持续半年。

当然，大家可能都没做过枕头，自己做的枕芯睡起来不舒服，也可以用纱布把野菊花包起来做成香囊，然后塞进现成的枕头里。一定要保证睡觉的时候能压到它，用这种压力让菊花本身的气流动起来，药效更好。

药用的野菊花分两种，有黄菊花和白菊花，该用哪种呢，以前的做法是，你所生长的那一方水土，野外长什么菊花就用什么。现在更多人会去买现成的菊花枕，市面上白菊花枕比较多。因为古籍中记载白菊花"凡花皆主宣扬疏泄，独菊花则摄纳下降，能平肝火、息内风，抑木气之横逆"。

其实黄菊花也可以。黄菊花"专制风木，故为去风之要药"，它也能很好地疏风平肝。而且既然是做枕头，大家不用太过细究。

不过，为了不同的效果，自己制作的时候，还可以加上其他材料，比如决明子。黄、白菊花各半，加上决明子，就很适合容易肝火旺的人。

## 6.眼涩多梦肝血虚，你只需吃对"熟地"

说"熟地"很多人可能不熟悉，但我要说"地黄"大家估计就不陌生了。中药里有生地黄和熟地黄，我们用"熟地"来称呼熟地黄，它可是大名鼎鼎的补肾上品。

有一次，给一位女士开方子，她看到里面有熟地黄，犹豫了半天，还是开口了："我的肾有什么问题吗？"我说为什么这样问，她说别的她不认识，"六味地黄丸"里的地黄，不就是补肾的吗？

看来地黄补肾的观念已经深入人心了，但地黄能补的，可不仅仅是肾，古人说地黄"大补五脏真阴"，滋阴、养血、补虚的效果很好。这位女士正处于围绝经期，面色萎黄、失眠多梦、盗汗，又时时眩晕，所以我给她用熟地黄补肝肾之阴虚。

一般来说，当我们感觉体内明显阴气不足的时候，不管是肾阴虚还是肝血虚，都可以用熟地黄。那你怎么才能知道自己有没有肝血虚呢？单纯的血虚会使脸色苍白偏燥，而肝血虚不一样，如果你觉得眼睛特别干涩，脸色不够红润，同时有那种干燥不够润的感觉，这可能就是肝血虚。

熟地黄这味药，它的最大特点是"聚阴"。用过熟地黄的人都知道，它很黏腻，这种黏滞的性质，能牵引着身体里面的气，同时也就把气所推动的阴液给藏蓄起来。而且，熟地黄的这种作用是非常温和的，不像菟丝子那种"收"的力量很强的药物，它会轻轻地、缓缓地守着气、聚着阴。简单来说，它较为温和，可以作为补益的调养品。

不过，熟地黄虽然是一味君药，但我们通常不会单独用。因为阳药可以奇用，而阴药必须偶用，熟地黄是至阴之品，必然得跟别的药物一起用。比如，跟人参一起补心肾，跟白术一起补脾肾，跟麦冬一起滋肺肾，等等。而加入白芍，就可以补养肝肾之亏了。

另外，熟地黄聚阴的效果很好，那就意味着，它要束缚阳气的运行。如果一个人阴虚的同时，体内阳气也很虚弱，那么可能会承受不了熟地黄的药效。比如，要是你脾胃虚弱，那么熟地黄就会碍胃，导致消化不良、肚子胀等脾胃问题。这时候，我们通常要加一些健胃的药。

当然，我们现在不是开方子，大家只是日常调养，我不建议你放太多药物，更不建议你经常拿熟地黄泡水喝，更不能天天喝。它毕竟是药物，只有在你确认自己真的是肝血虚的时候，比如最近用眼过度，或者熬了几天夜的情况下，可以每天泡上两三片，甚至只要一片，加上一点儿白芍，坚持喝十几天。假如你明显感觉身体不适，而且不仅仅是肝血虚，还是最好去看医生。

## 7. 阳春三月三，荠菜养肝当灵丹

跟药物比起来，荠菜这种可口的蔬菜当然更受人欢迎。要说它有什么缺点，那恐怕就是季节性太强，对时间的要求很高。当然，我们现在一年四季都能买到新鲜的荠菜，可我还是想提醒大家，反季节的蔬菜，只有其形，没有其神，味道和功效都大为逊色。

民谚说"三月初三，荠菜当灵丹"，关键词不仅有"荠菜"，还有"三月初三"。"藏"了一个冬天之后，我们的身体和嘴巴都对"新鲜"蔬菜有极度的渴求，这时候，肥美的荠菜真是上天给我们的恩赐。三月初，人体和万物一样开始升发，这时候长出来的荠菜，就是一种"护生草"。

荠菜"主利肝气，和中""凉肝明目""明目，益胃"。它对肝脏的益处是很大的，这也是它被誉为"菜中甘草"的原因。

我国有些地方有在阴历三月三吃荠菜煮鸡蛋的习俗；有的地方是从荠菜刚吐出嫩叶时，就开始采摘当菜吃，他们觉得这样做对身体大有裨益。这些习俗，不是没有原因的。

经历过一个冬天的萧瑟，荠菜是得春气之先的蔬菜。在春天这个肝气升发的季节，吃点儿荠菜，能利肝气，促进肝气升发。不仅如此，随着天地之气的生发，人们也容易上火，这可能跟肝气升发过快过旺有关。尤其是小朋友，还可能鼻孔流血、惊厥发热，这时候，新鲜的荠菜也可以帮我们凉肝去火。

所以，春天的时候，强烈建议大家吃点儿野生荠菜，尤其是长期做案头工作、长期盯着电脑和手机屏幕的人们，更应该多吃一些。如果挖野生的比较困难，也可以买人工种植的。

我们常见的荠菜可以分为两个品种，一种是大叶荠菜，一种是花叶荠菜，它的颜色更绿一些，口感和营养价值都更好。

拿到荠菜以后，包小馄饨，做饺子馅，或者凉拌食用，都很好。再给大家推荐一个小食疗方，就是拿鲜荠菜90克、粳米100克，一起煮成粥，味道鲜美，养肝和胃的功效也很不错。需要注意的是，焯荠菜的时候，跟其他蔬菜一样，千万别焯过了，断生就可以，以便更大程度地保存营养。

另外，虽然我知道，现在要你去挖野菜，难度比买海参、鱿鱼大多了，但我还是想提一提，如果大家有条件的话，阴历三月，还可以去野地里挖茵陈蒿，也就是茵陈的幼苗。

大自然是非常神奇的。每一个季节长出的植物，都带着这个季节的特性，也对我们易患的疾病有治疗作用。就拿茵陈来说吧，如果春天特别阴冷，肝气升发受阻，容易有湿热，这一年的茵陈往往会长得很茂盛，用来供大家治病。它跟荠菜一样，也可以拌成凉菜吃、煮成茵陈粥，利湿明目的效果相当不错。

另外，还有蒲公英、春笋等，这些属于春天的绿色食物，都是肝脏喜欢的。想要养肝，大家不用总想着寻什么神奇的方子，先把我们身边那些大自然的馈赠充分利用起来吧。

## 8. 此物疏肝又养肾，绝佳的零食之选

如果说有一样零食可以疏肝养肾，我鼓励大家吃，很多女同胞可能特别高兴。所以每当我跟大家提起有这样的零食的时候，她们都欣然接受。但是接下来，我还会加上一句话："注意，这种零食就是乌梅，不是你们从超市里买

的那种蜜饯乌梅，而是药用的乌梅。"

她们的脸色顿时就没有刚才那么开心了。是啊，乌梅养肝，但那得是自然状态下的乌梅，不是添加了很多糖分和添加剂的那种。口感当然会差很多，可是，我们要的是药效对不对？

一提起梅，大家可能口水都要流出来了，不是馋，是因为它酸。乌梅跟其他梅一样，也是酸的。而在五味里，酸味和肝脏是相对应的，所以酸能养肝。我们大家想一下，吃到特别酸的东西时，你是不是整张脸都皱在一起了，感觉全身都有那种收敛的感觉？

酸味是收敛的，它能敛肝阴、藏肝血。中医说肝"体阴用阳"，它本身是阴的，主疏泄的功能是阳的。乌梅的作用是"柔肝"，让肝脏柔润，养护肝脏之阴，有护肝的作用。所以很多人宿醉以后，或者大量喝酒之前，会吃点儿乌梅，就是为了保肝。

我们都知道酸的东西能开胃，为什么呢？就是因为酸能促进胃部消化液的分泌，从而产生一种推动作用来加速气血的运行。所以，酸的东西能疏肝，也是同样的道理，有一种升发的力量，可以促进肝气流通。因此，遇到肝气郁结而且身体特别虚弱的病人，我就会给他用乌梅。

比如有一次，一位气质很好的老太太，肝火旺，肝气郁结很严重，据说吃了好长时间药也没见好转。她拿着以前的方子给我看，我一看里面有桂枝，就知道怎么回事了。因为这位老太太常年身体不好，不仅肝气郁结，阴精还严重亏损，用桂枝虽然也能升发肝气，但它辛温，会引起上火，火又耗阴气，只会越来越严重。

而乌梅就不一样了。它在升发的同时，还能用自己的酸柔生津。酸味这种收敛之力，可以柔养肝阴，让往外升发的阳气稍微往回收一点儿，起一个缓冲的作用，让它们不要跑得太快。它的这种收敛作用，力道控制得也很好，不会太快，也不会太强，是一种比较理想的状态。因此，对于体内阴虚又需要疏肝的患者来说，乌梅是不错的选择。

同时，乌梅是黑色食物，黑色入肾，所以乌梅养肾的效果也很好。养好肾水，对肝木肯定是只有好处没有坏处的，更能形成良性循环。

　　但是，乌梅也不宜多吃，否则就收得太过了，容易上火。春天的时候，或者感觉肝气有所郁结的时候，可以偶尔吃上一些，一天不超过5颗。如果你不嫌酸，可以直接吃；如果嫌酸，可以泡水喝。另外还有一种非常美味的食用方法，那就是做成酸梅汤，在夏天的时候喝上一杯，既解暑又养肝肾，还能开胃，是非常值得推荐的饮品。

# 四、养肾就是养精元

## 1.10个人8个虚，说的就是肾

有一种"虚"，非常普遍，可以说10个人8个虚。但这种"虚"说起来好像又非常尴尬，这种虚，就是肾虚。

原本，肾虚就补肾，跟其他脏器虚一样，补就是了。但因为某些固有印象，很多人都把肾虚等同于阳痿、性功能障碍，认为说自己肾虚就是性功能存在问题。所以，很多男人一方面担心自己肾虚，另一方面又非常讳疾忌医，即便知道自己真的肾虚也不肯承认，不肯去看医生，而是听信广告，或者根据自己一知半解的知识吃药。

我不止一次见到患者，发现自己腰膝酸软，尿频汗多，就吃六味地黄丸，结果一直不见好转，这才非常不情愿地来看医生。这时候我经常会批评他们："你知道自己到底是肾阴虚还是肾阳虚吗，就随便吃药？六味地黄丸是针对肾阴虚的，你这明明是肾阳虚，这不是雪上加霜嘛！"

还有一部分人，不吃药，而是吃狗肉、羊肉等各种传说中壮阳的食物。在他们看来，男人不管自己虚不虚，都需要壮阳。我同样会批评他们："谁告诉你补肾等于壮阳的？已经存在肾阴虚，你还壮阳，这不是火上浇油吗？"

还有的女性，听到我说她们肾虚的时候，一脸不可思议。还有一位老太太干脆说："大夫，我这把年纪，老伴都去世好几年了，怎么可能肾虚呢？"

这种问题总是让我哭笑不得，只好一再跟大家强调，肾虚跟性功能障碍绝对不是同一个概念。什么是"虚"呢？虚就是不够。肾虚嘛，就说明肾脏的阴阳不平衡了，其中一方出现欠缺，显得不足。

那为什么会肾虚呢？肾主纳气，主收藏，它要把飘逸在外的心神之气收回来，藏起来，这个过程就是藏精。肾虚，一定是收藏得不够。收藏得不够，就说明耗散得太多了。

为什么耗散得太多呢？这跟一个人的生活方式有关。比如，该睡觉的时候你在熬夜，天天过分操心，一天盯着电脑十几小时，心理压力特别大，情绪波动大，等等，这都是在耗散。耗散的多了，收藏的就少了，人也就虚了。所以，现代人肾虚的特别多，无论男女。

而肾阴虚跟肾阳虚又不一样，补肾之前，你得先弄清楚是阴虚还是阳虚，这是两种最常见的类型。它们共同的症状是腰膝酸软、头晕耳鸣、神疲乏力等，因为这都是一个人"虚"的表现。

它们的区别体现在"阴"和"阳"方面。要是一个人出现肾阴虚，说明阴精耗散太多，会出现"热"的症状，比如五心烦热、咽干颧红、尿黄便干、舌红少津、潮热盗汗等，男性阳强易举、遗精，女性经少、经闭或见崩漏等。

而一个人出现肾阳虚，说明肾阳损耗过多，会出现"冷"的症状，最典型的就是手脚冰凉、畏寒，以及阳痿、不孕等。一般来说，中青年多为肾阴虚，中老年多为肾阳虚，但肯定不能一概而论。

大家可以看到，阴虚跟阳虚的一部分典型症状是相反的，要是大家补反了，那可真是南辕北辙。再加上，除了阴虚、阳虚，肾虚还可以有肾气不足、肾精亏虚等情况，所以我想再次提醒大家，千万不要随便补。

## 2. 男人肾好精神好，女人肾好耐衰老

众所周知，中医认为，肾是"先天之本"，什么意思呢？意思是你出生时候生命的原始动力，全都藏在肾里。肾中所藏精气的多寡，决定了你先天体质的强弱。如果肾精充足，那么你这个人就会精力充沛、茁壮成长。

我们不得不承认，人与人的体质是有先天差异的。有的宝宝生下来以后白白胖胖、身体强壮，不爱哭闹，胃口又好，特别省心。可是有的宝宝就比较瘦弱了，爱生病，长得也慢。这种先天差距很难完全避免，但幸好，肾虽然是"先天之本"，后天的调养也能带来极大的改善。

我的一位师长，是位老太太，年近九旬，虽然头发花白，但你看她的脸，会觉得她很年轻。不是说她的脸因为一些医学美容手段而像个少女，而是气色特别好。她脸色红润，眼睛明亮，虽然脸上有不少皱纹，但给人的感觉仍然是"年轻"。

跟她说起话来，你会发现她耳聪目明，思维非常敏捷，一点儿也不像是上岁数的人。老太太自己认为，她就是因为年幼体弱多病，所以一直非常注意调养身体，养护脏腑，尤其是把肾脏和脾胃调养得很好，所以才能有那么好的体力和精神状态。

我认为她说得一点儿不错，把肾脏养好了，真的是精神好又抗衰老。因为啊，作为人体的"生命之气"，肾气的强盛直接决定了你的生命状态。《黄帝内经》说："肾者，作强之官，伎巧出焉。"你身上有没有劲、大脑反应是不是灵活，都跟肾有关。小孩子为什么记忆力那么好呢？因为他们肾气非常充足。

正所谓"肾气足，百病除"，很多年老体弱的表现，都是跟肾气有关的，比如耳聋。"肾开窍于耳"，肾气亏虚，就容易导致耳鸣、耳聋。所以啊，并不是人老了就一定会耳聋，而是因为老了以后肾气不足，又没有及时补充，所以才导致听力出问题。现在很多年轻人听力也有所下降，很大一部分原

因就是肾气不足。相反，要是肾气足呢？那么这个人就像小孩子一样心明眼亮，听力非常好。

而且"肾主骨"，骨要靠肾精滋养，我们骨骼、牙齿的健康与否，都能够反应出肾的好坏。肾好，牙齿就好，腿脚就方便，背也能挺直，筋骨强壮，整个人也就更精神。

我说的这些，只是局部。事实上，中医是用整体观念看问题的。我们认为五脏之气，皆相贯通，我通常都不喜欢说某个脏腑更重要，大家都很重要，缺一不可。我还是想再次跟大家强调，请记得：肾有多好，人就有多年轻。

## 3.肝肾阴虚的人，每天把它嚼几个

既然是阴虚，那肯定是体内阴精不足，需要用滋阴的药物或食物来补充阴液。但我为什么把肝肾阴虚放在一起讲呢？因为这种情况很容易出现。

在五行和五脏的对应中，肾对应水，肝对应木，显然，木需要水的浇灌。要是肾水不足了，肝木肯定要受影响。所以，肾阴虚的人，也很容易出现肝阴虚。怎么办呢？有一种非常常见的食物，可以解决大家的这一烦恼。那就是枸杞子。

其实也不仅仅是肾阴虚，凡是肾虚症状比较明显的，比如腰腿酸软、感觉有气无力等症状，都可以吃枸杞子。因为它能补肾，而且药效非常柔和。枸杞子虽然是中药，但把它作为食物相信大家不会有意见，我们经常可以在汤粥里见到它的身影。正因为它药效柔和，所以适合长期食用。即便用量稍微大了一点儿，也没关系，很适合大家日常食疗。

大家想一想，枸杞子它的浆果是不是软软润润的、很多汁水？所以它略偏补阴。眼干、怕冷的肾虚者，用枸杞子就更对症了。同时它还有一些温肾阳的作用，不强，但不能忽略。这就决定了枸杞子的特别，养肾，滋阴，同时也不会损阳。

对于肾阴虚的患者，比如经常熬夜的脑力劳动者，或者用电脑比较多的人，身体调养好了以后，我都会特意叮嘱他们，平时注意多吃点儿枸杞子，可以很好地滋养肾。

我遇到过一个特别可爱的患者。他说听了我的话，专门托朋友从宁夏带回来了一大包枸杞子。说起枸杞子，大家都知道宁夏的比较好。然后他每天抓一大把泡水喝，虽然不难喝，可是喝了几天就烦了，但他还是在坚持喝，结果，不到半个月，严重上火，又来找我了。

我让他跟我形容了一下"一大把"是多少，我一看，怎么也有四五十克，那可真是太多了。对于日常养肾来说，10克以内通常不会有什么问题，也就是三四十颗吧，当然这也得根据枸杞子的个头来确定。一旦超过30克，你就会感到明显口渴了。为什么呢？因为枸杞子滋阴啊，它能滋阴，是因为它可以聚水，把水分吸收过来，保存在自己身上。聚水就养肾了，通常这种聚藏阴精的作用，它可以缓缓地补肾。可是如果你吃得太多，倒是养肾了，身体里面该缺水了，你就会觉得口渴。要是这时候你还继续每天吃一大把，那可不就上火了？这时候上的，是虚火，不能用苦寒的去火药。

所以啊，虽然我说枸杞子药效柔和，稍微多吃一点儿也没事，但大家也不能没有分寸。一般来说，如果不是医生叮嘱你，只是平日作为调养之用，10颗之内就可以了。可以煮粥，也可以泡水，泡水喝完之后，记得把枸杞子吃下去。尤其是平日比较操心的人，这样做就可以轻松而且安全地养肾了。

## 4. 九蒸九晒后，它就是养肾妙药

说起黑芝麻能补肾，相信大家应该很好理解。芝麻是黑色的，黑色入肾，凡是黑色的食物，比如黑米、黑枣、黑豆等，大都是能养肾的；此外，芝麻还是植物的种子，而植物的种子最补肾阳。

我们知道芝麻是可以榨油的，它吃起来很香，有那种润润的感觉，使得它能养阴，很平和地养肾气。所以，当你弄不清楚自己偏阴虚还是阳虚的时候，黑芝麻倒是可以双补，不会太偏。而对于肾气虚的人来说，更是可以多吃点儿黑芝麻。

黑芝麻性平，味甘，可以补肝肾，益精血，但你要是真的想用它长生不老，恐怕不大现实。不过，用它来养肾，它还是可以胜任的，而通过补肾益精延年益寿倒也不是无稽之谈。

这黑芝麻怎么吃，是有讲究的。有句话叫"世上只有芝麻好，可惜凡人生吃了"。这个芝麻，要想让它充分发挥药效，不能生吃，要熟吃，而且要"九制"，也就是九蒸九晒。

为什么呢？这样做可不是故弄玄虚，总体来说是为了扬长避短，让药物的气更加柔和，或者在制作过程中加入其他药材，让它们的气融合，给这种药材带来更好的药效。九蒸九晒芝麻，一则减少芝麻的油腻性，让它更易吸收；二来要获取太阳的能量。

九蒸九晒的芝麻做起来并不容易，如果有条件的话，可以自己制作。

现在用得比较多的制作方法有两种，一种是晋朝道士葛洪在《抱朴子》中记载的，一种是药王孙思邈传下来的。我们今天经常把这两种方法结合起来。具体做法是这样的：

首先要选当年的新芝麻，把大约4斤（1斤＝0.5千克）黑芝麻洗净，放在笼屉上蒸熟，晒干；然后再蒸，再晒干，重复蒸晒9次后。此时芝麻皮会自然脱落，扬风将其去掉，然后把芝麻仁炒香，用棒槌捣300次，再用白蜜或红枣膏调和，做成直径2厘米左右的芝麻丸，每天早晨用米酒或者黄酒（而且最好是温过的酒）送服一丸，细嚼慢咽吃下去。

当然，我们今天在很多细节方面已经无法讲究。古人晒芝麻，会用眼非常小的簸箕，上下透气。现如今我们恐怕不易找到这种容器，气体的流通性就会受影响，这也是没办法的事。

整个过程看起来很烦琐是吗？所以很少能有年轻人有那个耐心，我虽经常给他们推荐，但极少有人去做。老人退休后时间比较多，倒是还真有一些人愿意坚持，根据反馈过来的结果，效用是相当不错的。所以，虽然麻烦，我还是想要推荐给大家尝试一下。

## 5.用何首乌做菜，益肾乌发一箭双雕

我曾经帮一位大龄产妇调养过身体，她四十来岁才生头一胎，非常谨慎。调养了将近一年，才开始要宝宝，后来对我一直很信任。

她的先生是位文艺工作者也是四十刚出头，可是满头的头发已经花白，他觉得很酷，而且在参加各种活动时，往往会得到更好的礼遇。所以明知道头发过早变白不是什么好事，他也从来不肯看医生。但是，他太太可不这么想，每次两人一起外出，她总是会被人指指点点，认为他们是"老夫少妻"。

终于这一次，她无法忍受了。她推着宝宝在小区散步时，小朋友们叫她老公"爷爷"，叫她"阿姨"，而且被不止一个邻居误会。她觉得必须重视这件事，所以押着老公一起来找我。

我一看这位先生，就知道他严重肾虚。发是肾之华，看头发的颜色就可以知道肾气足不足。凡是头发白，都源于"虚"，根源都是肝血肾精耗散过度。所以，治白头发，得从根上补虚。

这位先生平日里思虑过度，肾气非常虚弱。虽说正常人40岁以后是会长白头发的，但别人的肾气衰减得没有那么厉害，所以头发也不会那么白。正常情况下，肾气是一点点衰弱的，所以头发是一点点变白的。但他的不同，虽然不是一夜变白那么夸张，却也是迅速变白的。后来我了解到，原来前些年，他跟上司在理念上有冲突，发生过激烈争吵，工作开展不顺利，现在就是闲职。这就是原因了，他的白发应该是思虑过度，耗气过度，身体太虚导致的。

于是在给他调养身体的同时，我还嘱咐他，可以同时进行食疗，吃点儿何首乌煮蛋，或者何首乌炒肝片，何首乌炒牛肉，何首乌炖鸡汤，都可以。如果是炒菜，每次用15克左右；如果是炖汤，每次用25~30克；如果是煮蛋，每次用100克左右的何首乌就可以。

为什么用何首乌呢？看名字就知道，它能"乌发"。既然头发跟肾脏关系密切，那么显然首乌也能养肾。的确如此，何首乌的药效包括养血滋阴、润

肠通便、祛风解毒等，大部分人都认为它只能滋水补肾，黑发轻身，但清代医学家冯兆张认为，大家小瞧首乌了，它"苦涩微温，阴不甚滞，阳不甚燥，得天地中和之气"，兼补肝肾，效果比熟地黄还好。

正因为这种补肝肾、益精血的效果很好，所以它才有了乌发的作用。即使没有白头发，大家也可以用它来补肾阴。尤其是平日里劳心过度的中年人，如果还不至于到吃药的地步，就可以在日常饮食中，用前面提到的枸杞子、何首乌等来养肾。

需要提醒大家的是，这个何首乌，需要是制何首乌，也就是熟何首乌。大家不能把自己挖的生何首乌拿来吃，生何首乌可以润肠通便，但如果未经正确炮制，有一定的毒性，千万不要乱吃。

## 6.此物健脾养肾，是东坡喜欢的养生佳品

作为美食家，苏东坡不仅给我们留下了东坡肉、东坡肘子、东坡丸子等好吃的，还给我们留了一本《东坡养生集》，里面有一系列好用的养生佳品。比如，他很喜欢吃的"鸡头粥"。

这个"鸡头粥"，可不是用大公鸡的头做的粥，而是芡实粥。芡实又叫鸡头米、鸡头莲。芡实可能没有山药、枸杞子、莲子等这些药食两用的食物名气大，但是它可是被誉为"水中人参"的，有健脾养胃、益肾固精的作用。

芡实的效用，主要在于"补肾健脾"，大家别觉得这没什么了不起，芡实的神奇之处正在这里。一般来说，补肾的药偏润泽，因为肾不喜欢燥，喜欢润泽。可是，脾不喜欢湿，它喜欢燥。所以，那些补肾的、润泽的药物和食物呢，脾胃通常都不大喜欢。

但芡实不一样，它"淡渗甘香，则不伤于湿"，同时"质黏味涩，而又滑泽肥润，则不伤干燥"。一般脾肾之药，往往相反，而芡实居然相成，所以"尤足贵也"。

大家看到了吗？既想养肾又怕伤了脾胃，那么芡实是非常好的选择。它

补中祛湿，又能补真水。不仅益精，而且能涩精。因为它的那种涩味，可以闭气，所以能固肾气。

有的食物补肾阳，有的食物养肾阳，这都不稀奇。但芡实不仅能健脾胃治疗消化不良，还能补肾精，又能固肾气，这就难得了。山药也是平补肝肾的好选择，而且山药滋阴的效果比芡实好，但是由于芡实具有涩味，固肾气的效果强于山药。

可能正是芡实这种"补而不峻""防燥不腻"的特点，使得苏东坡那么青睐它。而他吃芡实，除了前面提到的芡实粥，还有一种奇特的方法：那就是把芡实煮熟，然后当糖豆那样吃。每次取1粒，放在嘴巴里慢慢含嚼，直至津液满口的时候，鼓漱几遍，慢慢咽下。每天吃10到30粒，一直坚持。不知道这是不是他到老依然身健体壮，面色红润，才思敏捷的原因。这实在是一种不错的方法，大家可以尝试一下。

另外，我在浙江吃过"芡实糕"，味道相当不错，那种清甜的味道很让人喜欢，但精加工过的食物毕竟不是太好，我还是更建议大家自制芡实美食。除了像苏东坡那样的零食式吃法，还可以煲汤、熬粥、做糕饼，这些都是不错的选择。

而且，搭配不同的食材，所取得的效果也不一样，比如把莲子和芡实一起与排骨煲成汤，可以清心、养肾、健脾，把芡实、猪肚、莲子、枸杞子、排骨一起做成芡实猪肚汤，可以健脾养胃、滋养肝肾；把芡实粉、核桃仁、红枣一起煮，还可以治疗小儿遗尿、遗精、带下等症。

不过，芡实分生用和炒用两种，两者都有芡实的各种功效，只是生的芡实补肾涩精的效果更强，炒的芡实健脾开胃效果更好。如果我们侧重于养肾，还是选择生的。

## 7. 坚果可能是肾更喜欢的食物

春节前去一位亲戚家里，他正在炖大肘子，说是冬天了，得补一补。我看着他90千克的体重，跟他开玩笑："你不能一到冬天就大补啊，我看春夏秋那三季你也没少补啊。"他嘿嘿直笑。

的确是这样，虽然古人说"贴秋膘""冬令进补"，但时代不同啊。我们不像古人，能天天吃肉的古人占少数，可我们现在不一样，一年四季哪天也不缺营养。我们最容易出现的是营养不均衡，而不是缺少高蛋白食物。

要是你本来就营养充足甚至过剩，一到冬天还大补特补，那么气有余就化火，人就很容易上火。可是"春生夏长秋收冬藏"，冬天主收藏，到了冬天，还是可以补补肾的。只是，根据我的观察，我觉得大家倒不用特别增加猪牛羊肉等营养了。反正冷风一吹，大家早就吃上火锅了，不用我提醒。

我国明代著名医家张景岳有句名言："善补阳者，必于阴中求阳；善补阴者，必于阳中求阴。"尤其是中老年人，更不能用大鱼大肉甚至人参、鹿茸等物大补，因为他们的阴精渐衰，如此大补更容易上火。所以我建议我那位亲戚少吃点儿大肘子，吃火锅的时候，也配点儿山药、木耳等护阴的食物。

我相信看到这本书的诸位，你们都不会营养不良。我倒是更建议大家，冬天养肾的时候，注意吃点儿坚果。中药里面有"四大名补"，分别是人参、阿胶、鹿茸、冬虫夏草，都很名贵吧？大补。但是药效很强，一般人都用不上。我们冬天进补，用芡实、栗子、花生、莲子这些进行平补，效果可能更好。它们和我前面提到的枸杞子、黑芝麻等，以及核桃、榛子等坚果，都是植物的种子。

植物的种子有什么特点呢？它们都是收藏之象，显然啊，种子里面孕育着萌发新生命的力量，是一棵植物这一生精华的集中，里面储备着这棵植物全部的生命能量。所以，一般来说种子都是补充能量的，有助于补养肾阳、助养肾气。

而且，种子不仅蕴藏了很强的能量，还有一种生发之气，因为来年春天种子是要发芽的。这也跟我们的肾气一样，确实，我们要收藏肾气，固肾气，收藏到极致以后，它也是要升发出去的，不是待在肾里面不动的。因此，坚果能补肾温阳并不稀奇，可贵的是，它那种既收藏又生发的气，蓄势待发，正暗合了肾气的功能与特征。

所以，在主收藏的冬天，我们吃一些坚果，是非常应景的。吃坚果比吃羊肉、牛肉之类的更不容易上火，又比什么都不吃更补肾气。我一直强烈推荐大家这样做，而我自己也正是这样做的。

## 8.冬天养肾，护好脚腰，其他地方冻一冻

很多人都听过"春生夏长秋收冬藏"这句话，那么你能明显感受到，古人讲这句话的时候，其实是把人和自然界万事万物放在一起来考量的，我们就像植物一样，到了冬天，也要把一年来生长收获的东西，转换成一种可以供人体收藏的真精，藏在肾中，把它封藏好。等到来年春天，它就是新一轮生命的动力。

有人会说，我们是高级动物，又不是真的像植物一样需要来年发芽。没错，我们不像植物，形体没有变化，但身体内部随着四时节气的变化，发生着与植物同样的变化，很多人感受不到罢了。

古人为什么说"冬不藏精，春必病温"呢，说的就是，要是冬天你没有好好把精气储藏在肾里，第二年春天的根基不牢固，就特别容易生病。

有人曾经反驳我："不是说'杨柳青，百病生'吗？春天本来就容易生病。"但是，这并不是说春天就一定要生病。为什么你生病了别人没有生？不是因为你比他们更倒霉，而是因为他们"正气"比你强。

这个正气从哪里来呢？从近处讲，就来自上一个冬季所藏的精；从远处讲，来自多年来你对身体的尊重与爱惜程度。

人生在天地间，要对大自然有敬畏之心，该遵守的自然规律，还是要遵守的，所以在冬天一定要好好养肾，好好收藏。这也就意味着，你不能在冬天过得太暖和了。

如今的冬天，北方普遍用暖气，南方用空调和各种取暖器，很多人在室内冬天只穿件半袖都没问题。这样好吗？肯定不好。暖了，阳气就会升；冷

了，才会降。冬天的收藏，也是借助寒气让万物凝、降。如果该冷的时候不冷，阳气不能很好地下降，更不能潜藏，就会直接伤及肾气。

以前我们常听人说"我怕冷""我怕热"，这好办。但现在很多人变成了"我既怕冷又怕热"，冬天夏天都难受，这就麻烦了。这种人阳气不足，遇寒就病。为什么呢？日子过得太舒服、太任性了，冬天不让自己冷，夏天不让自己热，该藏的时候不藏，该升的时候不升，身体就会慢慢变得越来越差。

所以，冬天让自己适当冻一冻，有好处。这样能让阳气藏在肾里，顺应自然，这才是最好的养肾。如果空调或暖气太热，我就会主动把窗户打开，也建议大家这样做。

但是，主动冻的同时，一定要护好脚和腰。因为肾经起于脚底，而脚很容易受到寒邪侵袭；至于腰，"腰为肾之府"，虽然身体需要冻一冻，但肾不能冻，要暖暖和和地养着，所以不管冬夏，都不要让腰部着凉。

我有几个老朋友，每年冬天都去颐和园冬泳，身体结实得让很多年轻人都羡慕。但我也交代过他们，游完以后，一定要尽量把脚擦干，穿上保暖的鞋袜。腰部也一样，不要受风寒。其他地方可以暂且不管，但这两个地方一定要注意。

# 五、养肺就是养气

## 1. 肺主一身之气，肺好气就足

中医说肺主一身之气，大家应该很好理解，人要靠肺来呼吸嘛。而肺所主的这个"气"，可不仅仅是呼吸的空气，这只是一部分。肺所主的，主要是营卫之气。而营卫之气，又来源于水谷之气，也就是《黄帝内经》所说的"人受气于谷"。"谷"嘛，自然是粮食。食物消化吸收以后产生的水谷之气，"谷入于胃，以传于肺"，要交给肺输送至全身，这样，全身的经络脏腑才有足够的气。

曾经熬过夜或者经常晚睡的人会发现，晚上十一二点的时候，越熬越精神，想事情也想得特别明白，尤其是一些脑力劳动者，发现自己工作效率特别高，一团乱麻似的事情也很容易理清。那是因为"肝主谋略，胆主决断"，子时胆经当令，丑时肝经当令，也就是说，晚上11点到次日凌晨3点钟，这时候你的"谋略"和"决断"效果都不错。

如果你接着熬夜，到了3点钟以后，就会发现不行了，越来越困，喝多少咖啡都不管用。那是因为，从3点钟开始，到凌晨5点，这个时候肺经当令，是"肺"最活跃的时候，身体的"气"开始重新分配。

肺 "输布" 气，主要是通过两种途径，"宣发" 与 "肃降"。凌晨三四点钟的时候，正是气血血流注于肺经的时段，而且是肃降之气运行的时段，所以人容易进入深度睡眠。如果这时候你还坚持熬夜，对身体的伤害将是非常大的。所以这时候，人应该睡得最深最沉。

5点钟以后，人们陆陆续续该起床了。所以3~5点，正是人体从静到动的一个准备过程，肺要把流注于肺经的所有气血重新分配。给心多少，给肝多少，给肾多少，都是肺在这时候安排的。而这时候，需要身体在一个非常 "静" 的状态下。

为什么有些老人三四点钟容易醒呢？因为这些老人身体比较衰弱，体内精气较少，肃降功能下降，结果只有宣发而缺了肃降，人就很容易醒来。在年轻人身上，就极少看到这种情况。所以，要是老人经常三四点钟醒来，说明气血严重不足，一定要注意补养身体。

看到这里，大家应该对 "肺主一身之气" 有更深刻的理解了吧？平时去郊外走走，呼吸新鲜空气，对肺是有好处的，因为肺所主的一身之气包括呼吸。与此同时，我们也一定要注意，脾胃消化食物所产生的水谷之气，也是要通过肺来分配到全身的。

而且，肺主气，卫外，如果肺气虚了，邪气就更容易侵入。所以，如果肺不好，不仅影响身体其他脏腑获取气血，还让人容易感受外邪。而肺好的人呢？就会肺气充足，让全身各处都能得到气血的濡养，包括皮肤，而且还不容易生病。

俗话说，人活一口气，养肺就是养气，能不重要吗？


## 2. 肺为娇脏需慎养，这是为什么？

我们之所以说肺是 "娇脏"，一方面，是说它 "娇贵"，肺主一身之气，这个地位是非常重要的；另一方面，是说它 "娇气"。

可是呢，偏偏这个娇气的器官又容易受到外邪的侵害。谁让它在五脏中的位置最高呢？原本心是君主，应该是至高无上的。而肺是"相傅之官"，是君主的老师，所以位置又在君主之上。这一方面说明它的娇贵和尊贵，另一方面呢，又让娇气的它屡屡受伤。

作为外邪进入体内的第一道屏障，外邪进犯，首先伤到的就是肺，所以肺部一年四季都容易生病；而"温邪上受，首先犯肺"，体内其他脏器的邪气也容易引起肺部损伤。容易受伤也就罢了，关键是这个娇脏受了伤还特别不容易好，往往需要很长时间才能痊愈。

前些天就有个患者，几个月前受了风寒，感冒了。熬了几天，感冒也就好了，可是咳嗽怎么也不停。一开始，是白天晚上都咳。后来好了些，白天不咳了，晚上只要一躺下就开始咳。时轻时重，重的时候觉得快要把胆汁都咳出来了。就这样咳了两个月，终于受不了了，来找我问怎么调养。

我问她："是不是受了寒，就咳得更严重？"她说是。或者情绪激动的时候，也咳得更严重。我跟她说，你这很明显是外感咳嗽，原本是个非常小的问题，拿川椒、冰糖炖梨吃，或者大蒜水、烤橘子、可乐煮姜等，都可以治疗寒咳。但是呢，由于她一直置之不理，导致肺气越来越虚。我们大家想想啊，每一次剧烈咳嗽的时候，是不是都感觉有一股气猛烈往上走？就这样反复咳嗽，肺气能不受损吗？伤了肺气，甚至肺气虚了，也就更容易感受外邪，更容易咳嗽。

为什么她晚上咳得严重呢？因为肺气最弱的时间是晚上9~11点，再加上躺下以后回到肺里的血流量增加，所以她一躺下就咳嗽。我给她开了补养肺气、化痰止咳的药物，还嘱咐她每天晚饭后，在嘴里含一片梨，睡前吐掉，然后刷牙，这是为了润肺。

很多人都有这样的经验，感冒容易好，咳嗽却不一定了，它能耗上几个月甚至几年。肺这么容易受伤，而且伤了以后又非常难痊愈，我们可不是得小心谨慎地养着？

我们可以通过食物养，白色的食物最养肺，适当的辣味食物也能养肺。注意不要太辣，否则会泄肺气。

也可以通过运动养，适当的体育锻炼可以健肺。

还可以通过呼吸养，空气新鲜的时候，经常做深呼吸，一呼一吸尽可能达到6.4秒，可以养肺。

还要通过情志养，"悲为肺志"，悲忧的情绪最容易伤肺。那些多愁善感、喜欢无故掉眼泪的人，往往都有肺气不足的症状，比如林黛玉。

除此之外，平日里，也要注意保持周围环境的湿润、温暖，因为肺"喜润恶燥"，还怕冷。尤其是呼吸微弱、声音低微、胸闷、咳嗽、气喘的人，他们或多或少都有肺气虚的情况，更要注意养肺。

## 3. 蒸梨加两物，寒咳止痰亦消

说起止咳的食疗方，我相信很多人都能说出个一二三，比如冰糖炖雪梨、川贝炖雪梨等等。它们确实都是不错的方子，而我今天要给大家介绍的，是你们可能不太熟悉的一个方子，它治疗寒咳，尤其是那种感冒好了以后还一直咳嗽不止的陈咳，效果非常好，简直是止咳如神。

关键是，它做起来还很简单，不用大家去药店买川贝那种很贵的药材。你只需要在蒸梨的时候加上川椒和冰糖就可以。加冰糖相信大家很好理解，冰糖养阴生津，润肺止咳，这是大家都比较熟悉的，但为什么要加川椒呢？

川椒其实就是四川生长的花椒。我们知道四川人不仅爱吃辣更爱吃麻，所以他们做菜花椒放得多。花椒是一种辛温的药物，一般辛温的药物都偏发散，但花椒不一样，因为"麻"这种味道，是聚气的，能让气聚起来。

另外，我们吃的花椒，是这种果实的皮，里面黑色的种子是要去掉的。凡是皮、外壳这种东西，都是有金气的，专入上焦，专门开肺气。所以用花椒来散寒就非常好了，它可以温散上焦的寒气，同时又不会让气散开。它用自己温热的药性使寒气变热，同时还让它保留在原地。这样一来，既能祛寒又不伤肺气。

我通常不看儿科，但是在亲朋好友家里的孩子咳嗽不止的时候，我就会给他们推荐这个方子。用川椒6克和一个雪梨一起炖，大火烧开后小火炖20分钟，每天吃一次。这个方子也不是我发明的，是民间流传很广的一个偏方，专治百日咳。

百日咳嘛，一听名字就知道要咳很久，而小孩子的脏腑又很娇嫩，不能随便使用猛虎药。但川椒就没关系，它温通的力量非常强悍，散寒以后，可以让肺气恢复流通，再加上用梨来滋润，效果相当不错。

小孩子都可以吃的，成人吃起来就更放心了。包括不是百日咳的孩子，当然也可以吃。只不过，如果不是寒咳已久，阴寒之气没那么重，就可以酌情减少川椒的用量。

当一味药的药性非常强大的时候，虽然效果很好，但可能也会有比较大的弊端。花椒就是这样，它容易伤阴。怎么办呢？这就是为什么寒咳我也让大家配上梨，因为花椒温散的力量很强大，梨的那点儿寒性没关系，主要取的是其滋阴的效果，加上冰糖也是出于这种考虑。

而且，虽然看起来花椒和梨，都是我们天天吃的东西，很安全，这个食疗方也不要用太久了。因为它的效果很好，通常一星期都能解决问题。如果超过一星期还没有效果，就需要考虑是不是别的病因了，建议你最好停下来。

另外，这个川椒不用特地去中药店买，你们家厨房的花椒就可以，当然如果是味道非常足的川椒，效果会更好。


## 4. 这位"菌中皇后"，也是养肺佳品

提起滋阴的真菌，可能大家首先想到的都会是银耳。没错，银耳是非常好的滋阴润肺食材，而今天我想给大家提起另外一种真菌，它也是养肺佳品。这种真菌跟银耳一样，也是米白色的，口味虽然不同，但也是那种滑滑的口感，这也正是滋阴食物共同的特性。

这种食材，就是竹荪。大家可能对这个名字比较陌生，跟银耳比起来，它确实更加稀有珍贵，因为这是一种只肯长在竹子根部的食用菌。天然的竹

荪，只在云南东北部、四川等少数地区生长，所以产量受限。

虽然竹荪不被很多人熟知，但它其实早就被列为"宫廷贡品"，名列"四珍"（竹荪、猴头、香菇、银耳）之首，是"草八珍"之一，而且，还被称为"菌中皇后"，这不仅仅是因为它的样子长得像一个穿着蕾丝裙子的姑娘，更因为它的食疗效果也非常显著。当年周总理招待基辛格的时候就用了一道"竹荪芙蓉汤"。

不过，竹荪进入医学界，成为医界新贵，还是近些年的事。滋阴的食物有很多，为什么我给大家推荐竹荪呢？

大家见过竹荪就知道，它那个"蕾丝伞"，一眼看上去会让人想到肺泡；而且它整个菌体全身，不像银耳、香菇等菌类一样是实心的，而是虚空的。包括它生长的地方，竹子，也是空心的，节节开达，这是一种气很通达的表现。而且，竹子本身是一种非常清透的植物，偏凉性。所有一切都决定了，竹荪这种菌类在滋阴润肺方面的效果会相当不错。

不管是药物还是食物，在选择滋阴之品时，我更喜欢那些清透的，因为过于滋腻不仅会让脾胃负担太重，还容易阻滞气机，消耗生气。而清透一些的，就更为稳妥，滋补的效果也更好。

那么，竹荪该怎么吃呢？它的味道非常鲜美，做法也很广泛，可以炒，可以炖。我更建议大家炖着吃，和鸡、鸭、排骨、银耳一起都可以。比如，你可以炖一个竹荪银耳汤，补气养阴，润肺止咳。

干竹荪25克和干银耳20克分别用温水泡发，然后把竹荪切成段，跟银耳一起炖成汤后，加入冰糖调味就可以。不过处理竹荪的时候要注意，要剪去菌盖头（封闭的一端）。那个网状的花朵部分有些怪味，有人不喜欢，那就可以把它去掉。而且，熬汤的时候要先放银耳，后加竹荪，不要把竹荪煮得太烂。

除了润肺养阴，西医通过对竹荪进行分析，认为它还能防癌抗癌，这个我了解不多，不敢多说。但竹荪有一项非常神奇的功能，那就是它能防腐。如果汤或菜里面有一两个竹荪，即便是大夏天，也能保证食物三四天不馊，肉类三四天不坏。是不是特别奇特？这一定跟它所含的某种成分有关。

尤其是如今三高人数多，大家炖汤放点儿竹荪，还可以化油消食、护肝，相当值得推荐。唯一需要注意的是，竹荪性偏凉，脾胃虚寒的人不能吃太多，或者吃的时候要搭配上偏温热的食物。

## 5.莲藕加上它们，帮你滋阴润肺止烦渴

冬春两季人们容易受寒，出现寒咳，秋天又容易出现燥咳。算来算去，好像夏天最安全。肺作为娇脏，夏天的暑热之气也容易伤到它。所以，夏天的时候，我们得注意润肺清肺，不能让肺火过旺。

但是，这清肺火的食物，也不是随便吃的。去年夏天我就有一位患者，一进门就跟我抱怨，说之前看的医生多么不好，听别人介绍才找到我。我了解了情况才知道，他觉得燥热，原本以为是天气热，也没留心。后来开始干咳，没什么痰，就是难受，想咳嗽，这才去看医生，看的也是中医。

医生简单跟说他了句肺火旺，然后开了方子。他心想，不就是肺火旺么，我自己吃点儿去火的不就行了，抓什么药啊，怪贵的，于是就没有去开药。

回到家里，他专挑寒凉的食物吃，拿栀子泡水喝，食物选苦瓜、冬瓜、绿豆，水果挑西瓜吃。没想到吃了一段，开始肚子疼，照样咳嗽。

我听完以后跟他说，你这个情况呀，不能怪人家医生，是你自己理解有偏差。人家医生说你肺火旺没错，只是你这不是实火，是虚火，其实也就是肺阴虚。苦瓜、西瓜等寒凉之物伤胃，也不能很好地滋阴养肺，是你自己开错方子了。

他还悻悻地抱怨，那位医生干嘛不明说，直说他肺阴虚不就得了。我讲这个例子呢，是想让大家了解一下这个常识，不是所有的火，都可以用寒凉之物来灭。

这里我给大家推荐一道著名的方子，养阴清肺的效果很好。大家如果肺阴虚，尤其是在夏天，需要养肺的时候，就可以自己试着做一做。

这个方子，就是五汁饮。顾名思义，是五种食物的汁液。如何做呢？分别把雪梨1000克、鲜莲藕500克、鲜芦根100克、鲜麦冬500克、鲜荸荠500克、分别洗干净，切成小块或小段，放在榨汁机里榨出汁，然后混在一起搅拌均匀就可以喝了。当然，你也可以加上冰糖调味。

略有医药常识的人都知道，这五味鲜品生津、润燥、清热、润肺的效果都不错。雪梨可以清热化痰，生津润燥；莲藕能除烦解闷、生津开胃；麦冬能养阴润肺，清心除烦；芦根能清热泻火，生津止渴；荸荠能清热化痰，生津消积。五味并用，可生津止渴，滋阴润肺，去火效果明显，又不像苦瓜等食物一样有损肺气。

如果是脾胃比较虚寒的人，还可以把它加热以后饮用，会去掉不少寒凉之气，但润肺的效果同样不错。

另外，我有时候会把芦根换成白茅根，只是鲜白茅根不好找，材料受限制，你要是能找到的话不妨试试，我个人还是很喜欢用白茅根。

## 6. 煲一道甜蜜糖水，养阴润肺又定喘

这里我给大家讲的这道甜品，是杏仁百合水，很常见，做起来也很简单，似乎没有什么必要单独拿出来讲。但我还是要讲，因为很多人都容易做错。

我还记得最严重的一次，一位患者说，自己为了防秋燥，天天吃杏仁百合，结果觉得胸闷气短，浑身没力气，喘不过气来。我问清楚情况后跟他说："你要是完全不懂中医，没准也就吃对了。就是因为你懂一点儿又不完全懂，这才麻烦。你这情况，不能怪百合，也不能怪杏仁，怪你选错了杏仁。"

杏仁分为甜杏仁和苦杏仁两种，甜杏仁就是大家经常吃的那种大扁桃仁，供食用的。而入药的时候，我们一般用苦杏仁。这位患者用的就是苦杏仁，按说没错啊，可问题就在这里。苦杏仁这位药材，它的主要作用是止咳平喘、降肺气。

一般我们在肺气不降的实证情况下，才会给大家开杏仁这味药。比如感冒了，肺气不降，又咳嗽，就可以用杏仁了。

这味药偏苦，苦的中药一般都偏"泻"，不大有补益的作用。它的那种苦味使得它下行的力量比较强，能让气往下降。可是，把肺气降下去太多，就会导致肺气宣发的力量不够，你就浑身没劲。

再加上现代人经常熬夜、缺乏锻炼、压力大，很少有人真的是肺气实证，往往都是虚证，这时候再用杏仁降，就更容易肺气虚了，容易伤肺气。

我们开方子的时候，往往用炒杏仁，炒过以后药效就缓和一些。而且还要把皮去掉，也是为了减缓一些降泻的力量。而这位患者呢，用的是生杏仁，也没有去皮，

跟那位患者讲完以后，他还心有余悸。我跟他说你不用怕，回去把苦杏仁换成甜杏仁就可以，甜杏仁味甘，性平，可以更安全地润肺平喘。

至于这里面的百合，性味是非常平和的。女士们有时候会用百合炖汤美容，其实取的就是它能润养皮肤的功效。这正是因为百合入肺，肺主皮毛，润好肺了，皮肤也就更滋润了。

不管是新鲜的还是干的百合，都有一种很清透的感觉，它的药效比较平和，而且气很清透，特别适合用来润肺燥。一般来说，肺虚火旺的时候，或者有些肺阴虚，就可以用百合慢慢地养肺阴，也就把火气收下去了。

炖这道甜品的时候，材料只需要甜杏仁10克，新鲜百合50克和适量白糖。大家把杏仁去掉皮和尖，打碎，然后把碎杏仁和百合一起用小火熬煮20分钟，然后加入白糖调味，趁温热食用。

这道甜品润肺止咳，清心安神，对于干咳、燥咳效果也很好，病后身体虚弱的人也可以服用。只是，百合性微寒，风寒咳嗽的人以及脾胃虚寒的人，请遵医嘱食用。

## 7. 面对咳喘，这种肉汤滋阴养肺

虽说肺为娇脏，一年四季都得好好养，但秋天尤其要把它照顾好了。秋主金，应于肺，春天养肝，夏天养心，冬天养肾，秋天该着重养的，就是肺。

我们都知道，秋天的气候比较干燥，而肺是特别讨厌干燥的，所以很多人一进入秋天就皮肤干燥甚至皲裂、咳嗽、鼻孔干燥出血、咽涩口干等，这都是肺气被燥邪所伤的缘故。

再加上秋冬本来就要"养阴"，所以在秋天吃一些滋阴润肺的食物，就是非常必要的。这里我给大家推荐一个食疗方，对付秋燥咳喘的效果非常好，那就是鸭肉山药粥。

鸭肉是被称为肉类中的金秋第一滋补佳品，主要就是因为它滋阴润肺的效果非常好。

一般来说，"鱼生火，肉生痰"，鱼和其他肉类的食物都容易生火，而鸭肉不一样。虽然鸭肉和鸡肉同是禽肉，看起来没什么不同，但大家别忘了，鸭子能下水，它可以吃到很多水生物；而它又跟鱼肉不一样，鱼终日生活在水里，至阴则寒极生热。而鸭子浮在水面上，表虚而生寒。所以，鸭肉味甘，性寒，这是它非常特别的地方。

鸭肉毕竟是肉类，它这种寒的程度不会伤人，所以特别适合在空气干燥的秋天食用。有滋阴养肺、养胃、补肾、止咳化痰等作用。《本草纲目》说它"主大补虚劳，最消毒热，利小便，除水肿，消胀满，利脏腑，退疮肿，定惊痫。"

山药，它是性平的食物，甚至可以跟五谷一样天天吃，所以虽然它治病的功效没有其他药物那么显眼，但养人的效果却非常好。即便是脾虚的人，吃山药都不用害怕不消化。

把山药和老鸭一起炖汤，二者的补阴作用共用，不仅可以让滋阴润肺的效果更强，山药甘淡的味道还可以帮助消除鸭肉的油腻感，所以二者是比较好的搭配，可以生津润肺，滋五脏之阴，清虚劳之热，身体虚弱的人也可以放心吃。

大家在烹制的时候，尽量选择老鸭。选一只大约1千克的鸭子后，洗净后剁成块；将0.5千克的山药去皮，洗净，切块；再准备适量葱、姜、八角备用。准备工作做完后，把鸭肉焯水，然后冷水下锅煮，放入葱、姜、八角、料酒。煮大概30分钟后，看到汤表面浮出油花，就可以加入山药，再用小火煨1~2小时。老鸭不好炖，大家要有些耐心，煮到山药和鸭肉都酥烂，加盐调味就可以出锅了。

虽说汤里已经加了温热的葱、姜，但鸭肉毕竟性凉，身体虚寒的人还是不大适合食用，一些正在风寒感冒、腹泻的人，也不要吃。除此之外，基本都是可以放心食用的。尤其是秋天，"秋季无病三分虚"，不妨炖上一锅，全家一起润肺补虚。

第三章

十二经络：不花钱的『养生药』

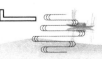

# 一、手太阴肺经，提振身体正气的经络

## 1. 轻拍肺经，邪祛身轻

讲十二经络时，第一条都会讲手太阴肺经，因为十二经脉的循环流注有一定的顺序，它是从手太阴肺经开始，阴阳相贯，到肝经为止，形成了一个周而复始、永不停歇的循环系统。

很多人对肺经不太重视，觉得它只不过跟感冒、咳嗽有关。其实，虽然肺经主要跟呼吸系统有关，但诸气皆属于肺，如果肺经不通畅，那么就会导致体内的废弃物无法顺利排出，出现胸闷、咳嗽、气喘、气短、心烦不安、皮肤瘙痒等问题。

现在我们来看一下肺经的位置，它是离心性走向，先是从中焦，也就是上腹部胃脘的部位起始，然后向下络于大肠，再返回来沿胃上口穿过，回到肺脏，再往上肢走行，一直到大拇指的桡侧端，与手阳明大肠经相接。这是肺经的大致走向。

如果在肺经的循行路线上，比如锁骨窝、上臂、前臂内侧上缘，出现麻木、疼痛、发冷、酸胀等异常的感觉，那就是在明明白白告诉你肺经不太通畅。要是出现胸闷、气喘、咳嗽等症状，更是说明肺经的经气异常。

而且，肺和口鼻相通，为什么我们感冒的时候会出现鼻塞、流鼻涕的症状？那就跟肺经有关。一般情况下，你去敲肺经，会有微微的酸痛感。如果有一天你发现它酸痛得特别厉害，就要注意了，因为这种情况说明肺经经气不通畅，你很容易感冒。这时候，就可以多敲敲肺经，等到那种强烈的酸痛感消失，你也就成功避免了一次感冒。

有人会觉得："不就是感冒嘛，小问题，肺经就这点儿用处吗？"肯定不是的。肺经的流注时辰是寅时，这时候，身体的气血开始冲击肺经。如果这时候身体不适，往往就要考虑肺是不是有哪些问题。

比如，有位老太太本来是找我调理腰腿痛，描述症状的时候提起来，老是三四点钟就醒了，还经常咳嗽，有时候会胸闷。我就提醒她，她的肺功能可能有点儿问题，最好去做个体检。后来老太太一检查，说是肺气肿，但老太太一直也没有认真调理。

像这种情况，我就建议她可以拍拍肺经。大家要注意，肺经有两条，左右胳膊各一条。我们拍打的时候，把一只手握成空拳状，去拍打另一侧胳膊上的肺经，一开始要轻一点儿，尤其是老人，力度不能太大。如果是身体比较壮实的年轻人，或者胳膊比较粗壮的人，就可以稍微重一些，但也不能太重。

按理说，拍肺经的最佳时间是早晨3~5点，但很多人那时还在熟睡，所以我们可以换到下午的3~5点。肺经有明显酸痛感，或者秋天、感冒多发的季节，都可以经常拍拍肺经，帮我们扶正祛邪。

## 2. 烦躁、胸闷、抑郁、气短，按揉中府能平喘

中府穴"治少气不得卧"最为有效。什么意思呢？就是说对于气虚导致睡不安稳的人来说，按摩中府穴最有效。

为什么呢？这不仅仅因为中府穴是肺经上的首穴，主气，更因为中府穴是肺经的募穴，它可以收募胸腹内部的气血物质，起到募集的作用，然后传输给肺经。我们再来看它的名字"中府"，"中府"的"中"指的是"中焦"，

"府"是聚集的意思。因此，中府是诊断和治疗肺病的重要穴位之一。比如，支气管哮喘或者肺结核病人，你按他们的这个穴位，通常都会异常疼痛。咳嗽气喘的人，疼得没那么厉害，却也会有酸痛感。

另外，我们前面提到，肺经是从中焦起始的，肺本来是在上焦的，而肺经却起于中焦，为什么呢？因为中焦的水谷精微需要上输，所以它必须起于中焦。中府穴也就是中气所聚之处，不仅仅是肺，脾胃也在此处合气。按揉中府穴不仅可以治疗肺脏方面的问题，还可以兼治脾脏的毛病，比如腹胀、消化不良、水肿等。按摩中府穴，就可以止咳平喘、清肺热、健脾补气、清宣上焦、疏调肺气。

跟食疗不一样，很多人会把按摩穴位当作是治病救急的办法，它当然能帮我们治病，但它最根本的作用，其实是调理气血，让经络畅通。人体的气血畅通，阴阳平衡，预防疾病、健康长寿也就不成问题了。

穴位为什么能防治疾病呢？它们其实就是脏腑经络气血输注出入的一些特殊位置，通过刺激它们，可以调整气血运行，进而防治疾病。中府穴，作为肺经的募穴，手、足太阴经交会穴，对于呼吸系统和消化系统的疾病治疗都大有好处。

所以，遇到那种长期闷闷不乐、胃口不好的患者，我往往会推荐他们按压中府穴，基本上会有立竿见影的效果。

那么，这个中府穴在什么地方呢？大家找这个穴位的时候，可以两手叉腰立正，先找到锁骨外侧端下缘的三角窝中心，那里是云门穴，从这个三角窝中心垂直往下推一条肋骨的地方，就是中府穴。或者，大家把上臂外展平举，肩关节的地方，就可以呈现出两个凹窝，前面一个凹窝中间，就是中府穴。大家可以试着找一下，一般来说，只要找对了穴位，按压的时候，会有明显的酸胀或麻木或疼痛的感觉，跟周围其他地方不一样。

不过，中府穴所在的地方，下面的肌肉偏薄，所以大家日常按摩保健的时候，别用太大劲，稍稍用力，按揉或者按压1~2分钟就可以。

### 3. 补肺虚，治咳嗽，太渊穴有奇效

有一次，一位以前的患者带着自己的女儿过来找我，姑娘没开口说话，由她妈妈讲述病情。原来，姑娘大学快毕业了，在学校做实习老师，领导觉得她嗓门不够大，于是她天天扯着嗓门练声音，很快声音就哑了。她很刻苦，拼命喝水、吃含片，继续练。结果，现在不仅声音哑得厉害，还老觉得气不够使，有点儿喘不过气来的感觉。

我让姑娘开口试着说了一句话，那声音，嘶哑得让人难受。我再一把脉，脉搏微弱，一看就是严重地伤肺气了。除了给她开药方补气养肺，我还交代她，你这个职业，不能老这样扯着嗓子伤肺气，要尽快学会正确的发声方法。在学会之前，可以经常点揉太渊穴，补气效果非常好。

肺经上那么多穴位，为什么我会专门介绍它呢？大家看它的名字，太渊，"太"是大，"渊"是深，意思是说这个穴位就像是一个山涧深渊一样。而它是肺经的原穴，原就是源，是说太渊穴是肺经里面凉性气态物的输送之源。气血在此处，就像是流淌在深渊中的溪水一样，肺经的水液在这里散化成为凉性的水湿之气。这也就是说，我们通过改变这里"溪水"的寒热温凉和多寡，就可以改变肺部的健康状况。

此外，太渊穴属土，土能生金，而肺属金，所以这个穴位是肺经的母穴。根据"虚则补其母"的原则，肺气虚的时候，这个穴位就可以很好地养肺气。再加上它是肺经的原穴，所以要论补肺虚，没有哪个穴位比它更合适。

它既能补肺气的亏损，还可以滋肺阴的亏耗，对于久病体弱导致的肺虚、有气无力，甚至没有办法触摸到脉象的"无脉症"，都有很好的改善效果。

而且，作为肺经上的重要穴位，诸如感冒、咳嗽，还有气喘、支气管炎等问题，太渊穴都能帮我们缓解。

此外，由于太渊穴在手腕上，那么对于腕部一些症状，比如手腕酸痛、

疼痛无力、腕关节和周围的软组织疾病等，它都可以发挥舒筋利节、通经活络的作用进行治疗。

太渊穴具体在什么地方呢？"腕掌侧横纹桡侧，桡动脉搏动处"。找这个穴位的时候，大家可以正坐，手臂往前伸，手掌心朝上，用一只手的手掌轻轻握住另一只手，太渊穴就在手腕横纹上，拇指根部那一侧就是。

大家可以用拇指的指腹或者指尖轻轻掐按，找到酸胀的感觉。两只手轮换着分别掐按，每次各自1~3分钟就可以。不仅可以补肺气、滋肺阴，还可以预防心肺疾病。

# 二、手阳明大肠经，强身健体气血旺

## 1. 拍打大肠经，保护肺和大肠

大肠经和肺经相表里，在十二经脉流的顺序中，它紧接着肺经，然后又和胃经相接。所以在身体位置上，它也是在食指那里和肺经相接，然后在鼻子旁边和足阳明胃经相接。

简单来说，这条经络经过食指、上肢外侧前、肩前、颈、颊、鼻旁，主要在上肢行走，和肺经离得很近，功能也有相同之处，比如都可以防治呼吸系统、消化系统的疾病。而大肠经有自己的独到之处，首先就是它经过了面部，所以对于口唇部、鼻子方面的疾病有疗效。

当然，大肠经的作用可不仅是这样。身为和肺经相表里的手阳明大肠经，它是一条阳气很盛的经脉，气血都很旺盛，所以可以帮助人体增强阳气，或者把多余的火气去掉。简单来说，这是一条调节"阳"的经络。

如果大肠经异常，最典型的症状就是牙痛、面颊部肿胀。这应该很好理解，大肠经是一条气血都非常旺的经络，而这都是一些"上火"的症状。大肠经主治的，就是"津"方面出现的疾病，比如口干，鼻流清涕或出血，喉咙痛，肩前、上臂痛、食指疼痛，等等。当气盛有余时，大肠经脉所过的部位发热、肿胀；而气虚不足时，则会发冷、战栗。

现在大家可以试着找找自己身上大肠经的位置，看看有没有什么特殊的感觉，试着判断自己体内的阳气水平。另外，我们都知道大肠是主管排泄的，所以大肠经如果出问题，比如上火了，就会便秘。所以，消化系统方面疾病的防治，大肠经也完全胜任。

为什么我们说大家最好养成早起排便的习惯呢？因为早晨5~7点，正是气血流注大肠经的时间，这时候如果养成排便习惯，可以很好地排除毒素，神清气爽地开始新的一天。如果是便秘，或者没有早起排便习惯的人，也可以在这个时间段里喝一大杯温开水，敲敲大肠经，可以很好地帮助排便。

大肠经要怎样敲打呢？大家可以把手臂自然伸直，一只手握拳，从上肩一直敲到手背上，两侧轮流反复敲打，每次10分钟就可以了。

由于大肠经可以刮痧、拔罐、艾灸，相对于肺经，它的承受能力比较强，敲打的力道也可以稍大一些，视个人接受程度而定。切忌敲打的时候从上往下。

## 2. 血压高别烦恼，曲池穴疗效好

有患者曾经跟我闲聊，说"曲池穴"这个名字听起来很奇怪，曲折的池子？我说不是，意思是隐秘的池子。这个穴位的物质"性湿浊滞重，有如雾露，为隐秘之水"，所以叫曲池。

我这么一讲，他更迷糊了。其实曲池不算奇怪，它的另一个名字"鬼臣"才奇怪。其实中医的哲学观和逻辑是非常强大的，只不过外行不大好理解。今天我们不讲曲池的名字，只讲功效。

大家只需要简单记住两点：对于老年人来说，它可以帮我们降血压；对于年轻人来说，它可以帮你祛痘痘，调理皮肤疾病。

有一位高血压患者，一直在吃降压药控制。但是他性子急，六十多岁了还是个急脾气，一着急上火，血压就会骤升，事后他自己也后怕，就问我有没有什么简便的办法，可以少吃药，帮他控制一下血压。

我给他推荐的就是曲池穴。配上太冲穴、大椎穴，效果就更好了。中医认为，高血压的病机是风火痰虚瘀。而曲池穴呢，是大肠经的合穴。合就是汇合、聚合嘛。曲池穴是整条大肠经经气最强盛之穴，大肠经的湿浊之气聚集于此，这里的气血物质性温热，所以可以很好地转化脾土之热，燥化大肠经湿热，提供阳热之气。

因此，对于高血压，平和地、平稳地清热和营、降逆活络，就起到了控制血压的效果。

另外，由于曲池穴是大肠经的合穴，所谓"合治内腑"，因此对于治疗便秘也有非常好的疗效。这也就引出了它的另一个重要功能——治疗皮肤病。

很多人都知道，大肠里面堆积了毒素，就容易皮肤长斑、长痘。在中医看来，大肠经与肺经相表里，而肺主皮毛，所以皮肤上的问题当然跟大肠经有关。如果年轻人脸上长痘痘、身上起疹子、皮肤瘙痒等等，都可以揉揉曲池穴，它能清热解表，散风止痒，帮我们祛痘止痒。

具体该怎么做呢？其实这个穴位针灸的效果很好，但是大家平时自己在家里保健，考虑操作的便利性，我们还是选择按揉。

我们先要找到曲池穴，它在肘横纹尽头处。大家正坐，轻轻抬起左臂，屈肘，大约呈90°的直角，这时候，在肘横纹外侧端与肱骨外上髁连线的中点处，就是曲池穴。我们可以每天晚上睡觉前，用拇指指腹垂直按压曲池，每次2~3分钟，让酸胀感慢慢向下扩散就可以了。

## 3. 掐掐揉揉合谷，各种疼痛都能消

合谷穴这个穴位，可以说是一个万能穴，什么牙痛、咽喉痛、痛经、腹痛、关节痛、湿疹、痔疮等几乎一切有关疼痛、上火的疾病，合谷穴都能帮我们解决，它的主要功效就是活血止痛、通经活经、清热解表。

之所以对止痛这么管用，这要从这个穴位的特点说起。"合谷"中的

"合"，就是汇聚。谷呢，是两山之间的空隙。所以合谷，就是说大肠经的气血在这里汇聚，并且形成了一个非常强盛的水湿云气场，它是大肠经的原穴，这里的物质性温、量大、范围广，能够担当起补充大肠经整条经脉气血的作用，大家可以想见这里的气血有多强盛。

前面我们讲过，大肠经可以调节"阳"，帮我们去火。而作为大肠经的原穴，合谷是非常擅长清泻郁热、疏解风邪的，因此对于各种热病、发热有很好的疗效。

由于络肺过胃属大肠，因此大肠经对于胃肠疾病，当然也毫不含糊。所以如果有胃痛等问题，合谷也可以帮我们和胃降气，调中止痛。

而且，所有的阳明经都多气多血，合谷又是大肠经的原穴，所以是调理人体气机非常重要的穴位，我们可以通过调气来理血活血。因此，对于女性的痛经等毛病也很有效。

由于手阳明大肠经是经过牙龈、面颊的，所以对于头面部的各种热证，合谷穴更拿手，毕竟"面口合谷收"嘛。

虽然合谷穴能治疗很多疾病，但是它最擅长的要数牙痛了。由于我会跟家人普及一些好用的穴位知识，我们家亲戚朋友都知道，合谷穴治疗牙痛非常管用。

牙疼过的人都知道，牙痛起来简直要人命，所以他们看到自己身边的人在牙痛时，都会告诉他们这个方法：如果左边的牙痛，就揉右边的合谷穴；如果右边的牙痛，就揉左边合谷穴，基本上一两分钟之内就可以止痛，真是帮人少受了不少罪。所以，牙疼的时候，我们别忘了合谷穴。

合谷不仅是一个万能的止痛穴，还是一个急救穴。比如夏天中暑的时候，或者突然虚脱晕厥，甚至卒中昏迷的时候，我们都可以用拇指掐捏晕倒者的合谷穴，同时用指尖掐按人中，持续2~3分钟，一般都能成功苏醒。

既然能作为急救穴，说明合谷穴发挥效用非常迅速，这也表明它的作用很强烈。那就意味着，你不能经常给它很强的刺激。

一般来说，除了止痛、救急，我会建议大家感觉自己要上火的时候才去按。或者，你是体质偏热、经脉瘀阻者，平时也可以适当按摩。由于合谷的位置比较浅，作用也很迅速，我们按摩的时候手法就不要太重，时间也不宜过长，两只手加起来按摩1分钟就可以。

那么，合谷穴在哪里呢？就在手背，第1、2掌骨间，第2掌骨桡侧的中点处。找这个穴位的时候，大家可以把一只手的拇指骨关节横纹，放在另一手拇、食指之间的指蹼缘上，拇指尖下面就是合谷穴。或者，把拇指、食指合拢，在肌肉的最高处就是它了。

# 三、足阳明胃经，调理气机消化好

## 1.敲打胃经，把它变成长寿养颜经

从小到大，很多人会告诉你，早餐一定要吃。虽然他们告诉你的原因不一定对，但这个道理是千真万确的。为什么早餐比其他两顿饭都更重要呢？因为早晨7~9点，正是胃经当令的时刻，这时候胃的气血非常充足，功能很强大，你吃进去的营养物质吸收最快，而且吃得多一点儿也不怕发胖。

如果你不吃早餐呢？由于这时候胃分泌了很多胃酸，却没有食物可以消化，短时间内，会导致胃经气血不足；时间长了，就可能得胃溃疡、胃炎、十二指肠炎等胃病。

胃经对我们的重要性，相信不用我过多强调。我们吃的任何营养，如果不消化全都是徒劳。而胃经属于胃，络于脾，和脾胃关系密切，它们共同决定着人的"后天之本"。所以，经常关注胃经是不是通畅，可以帮我们很好地预防疾病。

如果胃经出现异常，都有哪些信号呢？如果你发现自己消化不良、容易胃胀气、颜面浮肿、饭后容易胃痛、腹泻或呕吐，或者感觉容易饿、胃弱、关节异常、食欲异常、口干、容易便秘，这统统都是胃经不太正常的表现。

怎么办呢？可以敲敲胃经。饭后1小时开始按揉或敲击胃经，可以有效调节胃肠功能。一方面可以充实胃经的经气，让脾胃的气血更充盈；另一方面可以把即将形成的胃病扼杀在萌芽状态，不让它真的出现。

因为胃经流注的时间是早晨7~9点，所以我们在这个时间段敲打胃经的效果也就更好。但是，胃经有个特点，它非常长，是人体经络中分支最多的一条经络，有两条主线和四条分支。它在人体正前方，头面、胸部和腹部以及腿部，一直延伸到脚部，全都有胃经通过，穴位众多。

所以，我们不大可能把整条经络都敲一遍，一般敲打胃经的时候，可以根据自己身上出现的症状，或者自己想要的保健效果来选择部位。

胃经是从脸上经过的，女性朋友想要保养皮肤、抗衰老，得养好胃经。《黄帝内经》说"五七阳明脉衰，面始焦，发始堕"，胃经也是一条阳明经，多气多血，足阳明胃经要是经气衰弱，我们的面容就开始憔悴了。

这种情况下，想要面若桃花，可以用指腹轻轻敲击面部经络循行的位置，切记要把指甲剪掉。有人告诉我，她一敲脸就呃逆，这就是胃肠功能得到改善的信号。

一般情况下，作为日常保健，敲胃经我们还是会选择腿部。可以在大腿的正面和外面1/2处敲，然后敲一敲小腿中间胫骨的外侧，两侧都要敲，每次共10分钟。

至于敲胃经的时间，每个季节的最后一个节气，都是脾胃之气最强的时候，可以抓住时间好好调调胃经。冬天进补的时候，我们也可以敲敲胃经，把握好时间，它就是一条长寿经。为什么这样说，因为如果能把胃经保养好，就能吃嘛嘛香，神清气爽身体壮，这不是长寿经是什么？

## 2.足三里，人体保健第一大穴

说足三里是人体保健第一大穴，这可一点儿都不夸张。俗话说"常揉足三里，胜吃老母鸡"。今天我们很少通过喝鸡汤来调养身体，可古时候，老母鸡是补养身体的重要补品，而揉足三里起到的保健效果，比喝鸡汤还好。它到底好在哪里呢？

简单来说，阳明经气多血多，而足三里又是胃经的合穴，各穴的上行之气都在这里汇合，所以通过刺激足三里，可以让人体的气血重新分配，从而达到调和气血、通经活络、升降气机、扶正培元、健脾和胃、燥化脾湿、升发胃气的功效。

有人会觉得，这些功效好像是虚无缥缈的啊，看不见摸不着。那就说一些能看得见的吧，用足三里这个穴位，我们不仅可以治疗胃肠虚弱、胃肠功能低下、食欲不振、胃痉挛、急慢性胃炎、急慢性肠炎、胃下垂、肠雷鸣、腹泻、便秘等一切胃肠疾病，还可以调理肝脏疾病、高脂血症、冠心病、心绞痛，缓解尿路感染、肾炎、肾绞痛、下肢不遂、高血压、盆腔炎、肥胖等等。

总而言之一句话，足三里就像它的名字一样，负责的范围非常大，包括循环系统、消化系统、呼吸系统等方面的疾病，实在是长寿抗衰的保健第一要穴。

所以，在胃经的众多穴位当中，足三里穴功效最耀眼。听说日本人还有一句谚语："不和'不灸足三里'的人同行。"什么意思呢？他们认为灸足三里的人，才是爱惜生命的人，只有这样的人才值得交往。我们不去纠结他们思考问题的逻辑，讲这个只想跟大家强调足三里在强身健体方面的巨大功效。

唐代的药王孙思邈曾经说过一句话"若要安，三里常不干。"他自己就常常灸足三里，让它保持湿润的状态。但是从安全角度考虑，我不建议大家自己在家艾灸，而且40岁以下的人最好不要选择艾灸，艾灸足三里适合气虚体弱、阳气不足的中老年人，而按摩足三里则适合所有人，所以我们最好还是选择按摩的方式。

当然，虽说揉足三里胜吃老母鸡，显然老母鸡也没有必要天天吃，除非你身体比较虚弱。如果年老体弱，可以每天按摩足三里，把它当作一种保健防病的手段；而气血比较旺盛的年轻人，可以定期按摩，比如每个月的第一周按摩，用来调和气血。

按摩的手法，可以分为按揉、点法和捶法。按揉就是用拇指或食指的螺纹面按在穴位上，然后稍稍用力揉动；点法就是把中指螺纹面放在穴位上点按，力度由小到大；捶法就是一手握拳，拳眼向外捶打。我们按摩足三里时，可以先按揉3分钟，然后点按150下，再轻捶50下。

最后，还是得讲一下足三里的位置。它在小腿前外侧，当犊鼻下3寸（中医的1寸一般指1.5~2厘米），距胫骨前缘一横指（中指）。

## 3. 丰隆穴，手到病除的"化痰穴"

自古以来，丰隆穴都是医家祛痰必备的妙穴。所以有"痰多宜向丰隆寻"等说法。

可能有人会觉得，"不就是祛痰吗？我这个人很少咳嗽生痰。"那你就错了，大家要清楚，中医的"痰"包括有形之痰和无形之痰，可不仅仅指的是你吐痰的那个痰。

著名大医李时珍指出，凡是与痰有关的病证，比如痰湿犯胃所造成的恶心呕吐；痰浊阻肺导致的咳嗽、哮喘；痰火上扰引起的头痛、头晕；痰阻胸络导致的胸痹；痰液留滞中焦导致的胀满纳呆；以及溢于肌肤之肿，流注皮下经络形成的皮下肿块；甚至精神科的疾病，比如痰邪扰心引起的心悸、神昏、癫狂等，全都属于丰隆穴的治疗范围。

如今我们很多人体内都有痰湿，因为他们爱吃辣的、甜的，爱吃肥甘厚味，导致脾胃受湿，沉困无力，怠惰嗜卧。高血压、高脂血症、肥胖等很多问题，都是痰湿惹的祸。

百病皆因痰作祟，所谓痰，就是水液代谢出现故障的产物。中医不认为痰是肺部产生的，而是脾胃产生的。不管是气郁而生的痰，还是脾虚生成的痰，还是血脂堆积产生的痰，都会引发更多疾病。这时候，我们都可以用丰隆穴来化解。

这里的"丰隆"，表明这个穴位丰满、突起。足阳明经络的气血很足，在这里汇集以后隆起，所以此处的肉非常丰厚。而且这还是个象声词，轰隆。是说其他穴位的水湿云气到这里以后化成雨，而且降雨量大，如雷雨的轰隆声，所以得名。按摩这个穴位，就可以把脾胃的湿浊之气像打雷下雨一样有效排出去。

正所谓"脾为生痰之源""脾不留湿不生痰"，由于丰隆穴是胃经的络穴，别走于足太阴脾经，所以可以同时治疗脾胃二经上的毛病。因此，按摩这个穴位，就能够非常好地排出脾胃的湿气，湿痰自然也就化解了。

比较麻烦的一点是，这个穴位不大好找。它在小腿前外侧，当外踝尖上8寸，距离胫骨外侧2横指（中指），左右各有一个。

找这个穴位的时候，我们可以从腿的外侧找到膝眼和外踝这两个点，连成一条线，然后取这条线的中点。接下来找到腿上的胫骨，胫骨前缘外侧1.5寸，大约是两指的宽度，和刚才那个中点平齐，这个地方就是丰隆穴。找穴的时候耐心点儿，试探着找附近最敏感的点。

按摩这个穴位的时候，如果点揉，需要用食指点用力点儿按，也可以用按摩棒。敲打这个穴位时，拳头也需要多用些力，或者用小保健锤捶。每次每侧按揉5~10分钟，或者按压5分钟然后再敲打100下均可。

# 四、足太阴脾经，与脏腑关系最密切

## 1. 推揉脾经，调养气血病邪去无踪

胃经接下来就是脾经，很多人都知道胃在哪里，却不知道脾在什么地方，有什么作用。中医的"脾"是后天之本、气血生化之源，主运化，主升清，主统血，为人体提供源源不断的气血。

所以脾经如果失调，一般都跟运化功能失调有关。如果脾经出现问题，通常会出现腹胀、便溏、下痢、胃脘痛、嗳气、身重无力等症状。大家不要觉得这些症状似乎不严重，就不当一回事。气血运化失调，影响的可是全身脏腑组织的健康。

而且，脾经也不只负责消化系统的疾病。我们来看一下脾经的循行部位，它起于足大趾内侧端（隐白穴），沿内侧赤白肉际，上行过内踝的前缘，沿小腿内侧正中线上行，在内踝上8寸处，交出足厥阴肝经之前，上行沿大腿内侧前缘，进入腹部，属脾，络胃，向上穿过膈肌，沿食管两旁，连舌本，散舌下。

虽然大家不一定能看明白，但应该大致可以知道，它经过了足部、内踝、下肢内侧、胸腹部，所以，它对于脾胃病、妇科病等经脉循行部位的疾病

都有效果。

大家不要以为脾经跟胃经差不多，不是这样的。胃经是阳明经，多气多血；而脾经是太阴经，少血多气。而脾又是人体血液的统领，如果脾经旺，那么造血功能就好，我们身体当然更强壮。

"开窍于口，其华在唇"。我们可以观察一下，正常的嘴唇颜色，应该是像小孩子一样红润。凡是嘴唇发白的，脾的功能一定不怎么好。如果嘴唇发暗，甚至发紫，说明寒入脾经。

所以，如果你嘴唇颜色不对，我们最好推揉脾经，让它更加畅通。大家要注意，胃经、胆经这样的阳经可以敲敲打打用点儿力气，但脾经、肝经这样的阴经，就应该按揉，温柔地对待它们，而不是敲打。

脾经虽然流注的线路比较长，但主要穴位集中在小腿部位和脚上。所以我们推揉的时候，可以重点选择小腿部位，在小腿内侧，大脚趾那一侧，试着去找找这条经络，如果遇到痛点，就停下来重点揉一会儿。

上午9~11点的时候，这个时候脾经最旺，我们选择此时进行推揉效果更好。如果是本身内分泌失调或者脾胃不和者，可以每天推揉10分钟。如果日常保健，可以隔三岔五揉一揉，发现有痛点的时候，就频繁一些。不管怎样，揉的时候都要控制好力度，别太重了。

脾经对女性尤其重要，因为"男子主气，女子主血"，脾经具备生成和运输新鲜气血这两大功能，所以对于女性保健意义更加重大。四十岁以后的女性，更要多关注脾经。

## 2. 三阴交，不可错过的健脾益肾养肝大穴

三阴交的大名，很多人都听说过。它是足部三条阴经（肝经、脾经、肾经）交会的穴位，所以按摩这个穴位，可以调补肝、脾、肾三经的气血，与肝、肾、脾有关的疾病，基本上都可以通过这个穴位进行调理。

除此之外，由于这三条阴经和生殖功能关系密切，因此它也是防治妇科

和男科疾病的重要穴位。现在你知道它有多重要了吧？

下面我给大家讲一下三阴交的神效。这里有脾经提供的湿热之气，有肝经提供的水湿风气，有肾经提供的寒冷之气，气血物质在这里交会以后，又重新分配到足三阴经，所以它是人体的大补穴，健脾和胃、调补肝肾、行气活血、疏经通络的效果非常好。

不管是肠鸣、腹胀等脾胃虚弱诸证，还是月经不调、不孕等妇科病，或者遗精、阳痿等男科病，以及心悸、失眠、高血压、阴虚诸证，它都管用。而且对于女性尤其好，它简直是各种妇科病的灵丹妙药，能保养子宫和卵巢，所以有人把它称为"女三里"。

对女性朋友们来说，它不仅能防治疾病，还能紧致肌肤、消除水肿、美容养颜、祛斑祛痘、延缓衰老，所以一向特别受女性欢迎。

按摩三阴交的做法也很简单：大家只需要坐在椅子上，然后用拇指或者食指分别按压两条腿的三阴交穴，每次20~30分钟，甚至可以更长。如果觉得手指按着很累，也可以用经络锤轻轻敲。

三阴交在什么位置呢？准确定位是小腿内侧，内踝尖上3寸，胫骨内侧缘后际。也就是在小腿内侧，脚踝骨的最高点往上3寸处，我们找穴位的时候，自己的手横着放，大约四根手指横着的宽度那个位置的凹陷处，就是三阴交。

最后需要提醒大家的是，三阴交固然好，孕妇和女性月经期间不要按摩，因为它有明显的活血倾向。所以，凝血机制不好的人，也不要按摩这个穴位。

## 3. 血海穴，补益气血还能祛风祛毒

"血海穴"这个名字听起来挺可怕的，但这其实只是说，这个穴位是脾经所生之血的聚集地，这里的气血非常旺，简直就像大海一样。它能够化血为气，运化脾血。

真正可怕的是它的另一个别名，叫"百虫窝"。不过这可不是说这里真

的有好多虫子在生长，而是说这个穴位的气血物质特性是湿热。这种湿热和它所对应的季节长夏、位置中土，正是百虫的产生之时和繁衍之地，所以得到了这样一个名字。

这意味着什么呢？意味着它对于各种水湿风邪引起的问题有很好的疗效。所以，血海穴除了主治月经不调、痛经、闭经等跟血有关的妇科病以外，还能治疗隐疹、湿疹、丹毒等皮肤病。

我曾经接过一个急诊患者，一进门就嚷着"痒死了"。通常我们不会遇到这种患者，他们一般都跑去看西医涂抹抗生素了。而这位患者那天是"病急乱投医"，看到医院就进来挂了号。我看了看他的情况，身上没有什么异常状况，但明显他非常痒，浑身上下到处乱抓。

我一摸他抓挠的地方，心里有数了，那里的皮肤摸起来高低不平，有大风团。仔细询问过后我得出了结论，原来，这个年轻人每天晚上出去喝酒，喝完以后浑身发热，回家扯上被子就睡觉。正是深秋初冬的天气，被窝冷冰冰的，而他喝了酒身上发热，酒又是辛辣之品容易动风，所以皮肤受不了就长风团了。

我当时给他点刺了血海、曲池等几个穴位，流出一些深颜色的血，去除了血液中的风毒，他马上觉得那种被虫子叮咬的瘙痒感，不知不觉中退下去了，大喜过望。我叮嘱他不能掉以轻心，他体内的风毒和湿毒还没有完全出去，要继续每天按摩血海穴调养。

像这个病例，就是运用血海穴活血祛毒的功效治疗的。这个穴位在下肢肌肉丰厚的地方，所以不管是针灸还是艾灸，都比较安全。一般来说，除了儿童，各种人群都可以按摩血海穴。老年人体质偏虚，可以艾灸；青年人还可以刮痧。但我给大家推荐的还是最安全的按摩。

血海穴在什么地方呢？准确定位是"在股前区，髌底内侧端上2寸，股内侧肌隆起处"。我们找这个穴位的时候，坐在椅子上，将腿绷直，在膝盖内侧会出现一个凹陷的地方，在凹陷的上方有一块隆起的肌肉，肌肉的顶端就是血海穴；或者在大腿内侧，从膝盖骨内侧的上角，上面约三指宽筋肉的沟，找到一按就感觉痛的地方，那就是血海穴了。

　　找到以后，我们可以用拇指或者食指点按，按摩时间以5分钟左右比较合适。按摩的时候，要求穴位有明显的酸胀感，但是力度适宜轻一点儿，因为血海穴的得气感比较明显，如果力度太大会让人酸胀得难以接受。

# 五、手少阴心经，主宰人体心神，护养心脏

## 1. 按揉心经，安定神志保护心脏

要说手少阴心经跟什么关系最密切，那肯定是心脏了。中医认为，心是君主之官，是人体最重要的一个器官。可不是嘛，心脏一刻都不能停，它要是"罢工"，那绝对是大事。别说不能停了，它跳得稍微快一点儿你都受不了。所以，保证心脏的健康非常重要。

而心经专门主管从心生的病。从心能生出什么病呢？很多人会想到心脏病，其实不止这样，在中医看来，"心主神明"才是格外重要的。心平和了，其他脏腑也就安宁了，人就得以长寿。要是心不安生，百病皆生。所以，调养好心经，安定神志，是对心脏最好的养护。

那么，具体来说按揉心经都有什么好处呢？两方面，一是心脏本身的原发疾病，比如各种心脏病；二是情志方面的疾病，比如抑郁症、癫痫、精神错乱等。另外，有些人老是心烦意乱、心情烦躁、五心烦热，也可以从心经入手调治。

心经上的穴位不多，一侧9穴，两侧共18穴。虽然不多，但是作用不小，它们可以主治胸、心、循环系统疾病和神经、精神方面疾病。大家应该知道，

精神方面的疾病非常不好治，而心经能够解决情志方面的问题，真是功莫大焉。

我认识一个神经衰弱患者，那个孩子读书的时候压力太大，慢慢有了严重的神经衰弱，家人没有引起足够重视，还老怀疑他找借口逃避学习。到后来，他严重到连家人都不认识的地步，被送去精神科吃了很多药，时好时坏，眼看这一生都要毁了。

可是他的家人不肯放弃，才二十来岁的小伙子啊。他们辗转托人找到我，问有没有什么办法。我说这孩子病情现在太严重，药还是要吃的，如果信任我，我就试着给他用中医的方法调理。后来，他吃了将近两年的药，同时家人一直坚持给他按揉心经，现在虽然不能说完全没问题，但基本上能像个正常人那样生活了。

这就是心经非常宝贵的一个功效，安定神志。很多人可能觉得自己用不着，但在现代生活中，人心浮躁，精神压力大，你很可能需要心经的帮忙。

一般来说，我并不会鼓励大家频繁按揉心经，而是建议大家有需要的时候再去按揉。比如最近压力比较大、心情比较烦躁，或者出现了心悸、失眠等症状，可以试着去寻找手臂内侧，沿着小手指往上的那条线，捏捏揉揉，看有没有痛点。每次按揉心经的时间也不宜过长，3~5分钟就可以。

虽然经络往往是左右两边对称的，有两条，但对于心经来说，按揉左边的那条效果更好，因为它离心脏更近。当然，有时间的话，我们左右两边都要照顾到。

## 2. 极泉，宽胸理气防治心脏病

极泉这个穴位，顾名思义，就是最高处的泉水，由于它是心经上位置最高的穴位，倒也担得起这个名字。所以它的位置很好找，就在两个腋窝正中央，腋动脉的搏动处。我们小时候挠人痒痒，就会挠别人的腋窝，也就是极泉穴。

大家找这个穴位的时候，需要正坐，两手平伸，举掌往上，然后屈肘，让掌心向着自己的头部，用一只手的中指尖去按压另一只手的腋窝正中，找到凹陷处有酸痛感的位置，就是极泉穴。

由于极泉穴的位置比较特殊，腋下这里的皮肤极为敏感，而且这里有很多动脉和神经，所以按摩极泉穴最好的方法不是按压，也不是点揉，更不是捶打，而是弹拨。这种按摩方法，是用指端深按于极泉穴，然后做出如同拨琴弦那样的动作，往返拨动，这就是弹拨。

弹拨的力道也要注意控制，肯定不是越大越好，应该比较柔和，而且动作尽量连贯，轻匀和缓是最好的，不能毫无章法地暴力乱拨。具体力道要根据个人身体情况而定，日常保健的话，一般每侧10次左右即可。

那么，弹拨极泉穴到底有什么益处呢？它的主要作用是宽胸理气，通经活络。所以主治各种心脏疾病，比如心肌炎、心绞痛、冠心病、心慌、心痛、胸闷等。除此之外，对肩周炎、腋臭、咽干、烦渴、干呕、目黄、臂肩不举、肘臂挛痛、乳汁分泌不足等，也都有效。

当然，它最拿手的，还是心脏方面的问题。它可以很好地调整心血管的功能。如果你的心率过快，它能让心率慢下来；如果心率过慢，它能让心率快一点儿。

有的人会在极泉穴那里发现一个包，或者小结节，那是心气郁滞的表现，说明这个人最近可能经常郁闷。那么我们要每天弹拨极泉穴，及早把这个小包消除掉。

除了辅助治疗，极泉穴还可以帮我们判断心脏有没有问题，有效预防心血管病。

怎么判断呢？大家找到极泉穴以后，试着用食指或者大拇指按压一下，会发现里面明显有很多小筋，在你按压的时候，这些小筋发麻，而且马上你能感觉到自己的手指也是发麻的，这是正常情况，说明你心经的经络通畅。

如果你按压极泉穴，发现只有痛感，没有麻的感觉，更不会觉得手指发麻，那就说明心血管中有瘀阻。要是连痛都不痛，就更严重了，说明心血严重不足。

所以，心血管病高发的中老年人，我建议大家可以时不时地按极泉穴，判断一下心经的经络通常情况，有利于预防心血管病。这对中老年人的健康来说非常重要，因为最好的治疗就是预防，尤其是心血管病，一出现就是大问题，防患于未然太重要了。

## 3. 神门，安神助眠还治胃溃疡

"神门"的"神"，和"心藏神"的"神"是同一个意思。由此就可以知道，它在心经上的作用一定不小。是的，它是手少阴心经的原穴，就像是神气游走出入的大门一样，能够治疗各种神志疾病。

人体内经脉中的强劲湿热之气，在这个穴位中，交于心经体表经脉，往外输出，由穴内向穴周扩散，是心经气血物质的对外输出之处，就像是大门一样。这意味着，作为人体精气神的进入之所，按摩这个穴位，可以补益心气，打开郁结的心气，让抑郁的神志得以舒展，让心神能够有所依附。

所以，按摩神门穴，可以治疗心烦、健忘、失眠、癫痫、胸胁痛、便秘、焦躁、心悸、食欲不振等疾病。

中医认为"五脏有疾当取十二原"，意思是说五脏有病，要找十二正经的原穴来治。神门穴就是心经的原穴，所以治疗心病非常拿手。

这些功效看起来好像没什么了不起，跟极泉穴似乎差不多。它们有共同点是必然的，毕竟都是心经上的穴位，但它们也有不同，除了能够防治心脏病这个共通之处，神门宁心安神的效用特别强，所以能够很好地帮我们治疗失眠。

俗话说"晚上睡不着，按按神门穴"，我有一阵子操心的事情太多，晚上睡觉也放不下，所以就有点儿失眠，翻来覆去睡不着。怎么办呢，我就按按神门穴，帮自己平静下来，很快也就睡着了。

神奇的是，神门穴不仅能帮我们安眠，还能帮我们提神。比如说晚上没睡好，第二天开会昏昏沉沉，或者开车开得昏昏欲睡的时候，都可以按摩神门穴，帮我们提神醒脑。

除了调节精神状态，神门穴同时还能治疗胃溃疡。还有些人"饥不欲食"，就是明明很饿，很想吃东西，但是只要稍微吃上几口，就觉得胃里堵得慌，很难受。这主要是胃里缺乏气血，消化不动。按摩神门穴，安神通络，可以让脾胃多得到一些气血，有助于增强胃动力。

神门穴在什么地方呢？准确定位是手腕部位，手腕关节手掌侧，尺侧腕屈肌腱的桡侧凹陷处。其实它就在腕横纹线上的骨头下边，寻找这个穴位的时候，用一只手在另一只手的无名指和小指那侧，用指头尖垂直掐按豆骨下、尺骨端的穴位凹陷处，就是神门穴了。这个穴位不太好找，需要用点儿力气掐按。

找到以后，按摩的时候，可以先左后右，每天晚上睡前掐按3~5分钟即可。当然，你也可以在自己需要的时候随时掐按。

另外，由于神门穴在腕关节部位，所以对于自己所处位置旁边的疾病，它也有很好的疗效。比如，要是腕关节疼痛，也可以按神门穴。

# 六、手太阳小肠经，扫除一切倦怠痛楚

## 1. 捏揉小肠经，化生气血缓解肩膀痛

中医的小肠，和西医解剖学意义上的小肠功能大致相同，"受盛""化物"，把胃送过来的食物进行加工，把清者化生成气血津液，把浊者排泄出去，也就是"运化精微"与"排泄糟粕"。

小肠的功能，也就决定了小肠经防病治病的范围——"主液所生病者"。这个"液"，包括体内的各种津液，既有胃液、精液等，也有月经、乳汁等，凡是与"液"有关的疾病，都可以从小肠经入手来解决。

小肠经的循行路线，是从小手指的外侧开始，沿着手背，一直向上走，走过肘部，到肩关节的后面，绕过肩胛骨交于肩上，然后又进入心，沿着食管到达胃，再往下到小肠。也就是说，小肠经连接了心、胃、小肠等器官。

另外，凡是阳经，都会到达头部，头部是六条阳经的总汇之处。所以，虽然小肠经没有经过头面部，但是它的其中一条分支到了面颊，又退行进入耳中，还有一条分支沿着眼睛交于膀胱经。

这也就是为什么当小肠经出现病变的时候，会出现耳聋、目黄、颊肿、咽喉肿痛等症状。凡是经络循行经过的部位出现问题，都可以从这条经络入手

去解决。

不过，对如今的很多中青年人来说，小肠经对他们最大的意义在于，各种颈肩部疾病，都可以通过小肠经调理。比如，常年伏案工作的人、经常玩电脑打游戏的人，总之就是长时间保持同一个姿势不动的人，经常会肩膀酸痛，时间长了就会发展成颈椎病。

为什么会酸痛呢？酸是因为气血不足。因为气血不足，所以流动缓慢，时间长了也就很容易瘀滞。继续发展下去，肩膀会变得僵硬疼痛，这是因为气血瘀滞非常严重，没有新鲜血液的供应，肌肉就会变得僵硬。而缺少气血滋养的颈肩部，就像是毫无防护的孩子，遇到一点儿外邪，一吹风、一受寒就出问题。

你现在就可以揉揉自己的肩膀，是不是这样？不仅是脖子和肩膀，从肩膀到胳膊再到小手指，这一路走下来，都是小肠经的循行位置。如果这条线酸痛，说明你的小肠经气血虚弱。

不仅如此，心与小肠相表里，小肠经上出现气血不足的问题，说明心脏也有问题，所以不能供给小肠经足够的气血。所以，这也是小肠经的一个重要作用——反映心脏功能。由于小肠经与心经的表里关系，我们还可以通过通畅小肠经气血来调理心脏方面的问题。

颈肩部经常酸痛的人，可以多揉捏颈肩部和胳膊上的小肠经部位，时间不妨长一些，至少15分钟。有条件的话自己也可以刮痧。有人按揉小肠经时，心跳会加速，还有人会心慌，这都是正常现象，可以减轻一下力度，或者缩短一点儿时间。

## 2.后溪穴，活血止痛，拯救腰椎、颈椎

小肠经上的各个穴位，治疗关节疼痛都很拿手。比如后溪穴，对腰椎、颈椎方面的问题都有很好的治疗效果。

不管你是天天在电脑前处理文档，还是工作需要长时间保持同一姿势，

腰椎和颈椎都特别容易出问题，那么后溪穴对你就非常重要。

有一次我遇到一位患者，一个年轻姑娘，是家人背上来的。她平日里娇生惯养，没干过任何重活，这一天新买了家具，工人们按她的要求放好以后就走了。人家走了以后，她左看右看，觉得放的位置不合心意，家里也没别人，她就自己去挪。

可是她哪里挪得动啊，使出了吃奶的劲儿也没挪动一丝一毫，反倒把自己的腰给闪着了，疼得她龇牙咧嘴，赶紧打电话向家人求助。

我问清楚以后，就掐按她的后溪穴，两三分钟过去，她惊讶地说没那么疼了。然后我交代她，回去之后可以自己掐掐按按，平日里也还是要多注意锻炼身体。

在小肠经的穴位中，后溪穴治疗腰膝痛、肩膀痛、落枕的效果格外好。另外，小肠经的气血正是在后溪穴这里上行督脉，通于督脉，所以它可以强化督脉阳气。因此，你只需要按揉几分钟后溪穴，就能够感觉到全身发暖，这是因为督脉主一身阳气，我们通过后溪振奋了全身阳气。

那么后溪穴在哪里呢，它在手上小手指那侧，第5掌指关节后的远侧掌横纹头赤白肉际处。这个穴位比较好找，大家可以把手轻轻握成拳，手掌掌纹第一条横纹的尽头，鼓起来的那个地方，就是后溪穴了。

不过，后溪虽然好找，却不好按，因为它比较深，用指尖很难刺激到，大家需要借助工具。比如梳子的背面、书的边缘、桌子边等，要稍微用点儿力气按压。按压后溪穴的时间不宜太短，至少也要3分钟。

很多有颈椎、腰椎病的患者，平时上班也不方便经常去按摩肩膀或者腰部，我就建议他们可以经常按摩后溪。因为后溪的位置按摩起来非常方便，你甚至不需要用上自己的手。

大家可以把小指那侧，后溪穴的位置，放在桌子的边缘轻轻地来回按压，就可以很好地刺激到后溪穴，你会有发热、发酸、发痛或者发麻的感觉。这是正常的，对于腰椎、颈椎都有很好的保护作用。

如果你本来就肩膀酸痛、腰椎痛的问题，可以每隔1小时就按压3~5分钟。如果目前不酸不痛，就可以偶尔按压，作为一种保健。总而言之，不管你颈椎、腰椎疼不疼，都可以用后溪穴来防治。把它当作一种习惯，坚持下去，对久坐不动的人是一种非常好的保护。

### 3. 养老穴，调理各种老年病的宝穴

养老穴这个穴位，真是名至实归，这个穴位能够非常好地养护老人的身体，因为老年人常见的各种症状，几乎都能通过这个穴位表现出来，也都能通过这个穴位进行调理。

下面我们就来看看这个穴位。它是手太阳小肠经的郄穴，这个穴位可以充养阳气。而老年人阳气衰退，身体各器官功能都有所退化，就可以通过刺激养老穴来补充阳气。

而且，小肠的作用本来就是升清降浊，食物中的精微之气，要能够运送到全身，为各个器官提供滋养，才能让身体健康。通过刺激养老穴，可以调节这种精气，舒筋散寒、通络止痛，让气血得以滋养各脏器组织。很多老年病的根本原因，就出在气血上。气血状态好了，身体状况自然就有改善。

我的患者中，年岁比较大的，我通常都会给他们推荐这个养老穴。因为即使没有什么症状，你按它也没什么坏处。再说，老年人或多或少都会有些眼花、耳背的毛病，而这些都能通过养老穴调理。

但是这些患者往往不听话，要么坚持了几天觉得没啥作用就放弃了，要么干脆就没尝试。偶尔也有一些老人做得很好，他们坚持去按摩了，并且时不时会给我反馈，比如"我觉得眼睛亮了很多""我觉得没那么耳背了""我也说不上来有什么改变，但就是觉得身体清爽多了。"

这就对了，虽说养老穴在一定程度上能够改善手痛、面痛、落枕、半身不遂、目视不明、眼球出血、高血压、颈椎病、阿尔茨海默病、头昏眼花、胸闷气短、耳鸣耳聋、记忆减退、手指麻木、上肢酸痛等各种疾病，但它更重要、最根本的作用，就是舒筋活络、充养阳气，从而改善整个身体的健康

状态。

那么，养老穴在什么地方呢？它在人体的前臂背面尺侧，当尺骨小头近端桡侧凹缘中。找这个穴位的时候，我们把手背朝上放，观察手腕的小指侧，如果手上肉不是特别多，就可以看出骨骼突出部分。用另一只手的食指指腹去这里触摸，能摸到一个裂缝，养老穴就在这个裂缝里。

大家还可以用另一种方法来找，那就是手心朝下放在面前，用另一只手的食指，按在手腕关节最高的那块骨头上，然后掌心一翻转向胸部，食指就会滑入一个骨缝中，这里就是养老穴了。

按摩养老穴的时候，我们可以掌心朝向自己，用另一只手的食指指尖垂直向下按揉养老穴，力度适中，每次左右两侧各自按1~3分钟就可以。

# 七、足太阳膀胱经，帮你运输体液又排毒

## 1. 膀胱经畅通，一身轻松病不生

提起膀胱，大家应该都知道它的功能，那就是排泄小便，但那是西医的概念。在中医看来，膀胱经所管辖的要宽泛得多。当然，我们不是说排泄小便不重要，便秘的人可能一周都不大便照样好好的，但要是3天不小便，那就是大麻烦。

在中医看来，除了通过小便排泄毒素，其实大肠排便、毛孔排出汗液、脚气排出湿毒、气管排出痰浊，以及流鼻涕、长痘疹、打喷嚏、呕吐出秽物等等，所有这些都是排毒的途径，最终也都归膀胱经管。

简单来说，它就像是城市里的排污管道，没有什么人喜欢看到它，可是缺了它那是万万不行的。膀胱经就是这样，它看起来似乎不像心、肝、脾、肺、肾那样娇贵，那样重要，但是它要是万一罢工了，哪个脏腑都受不了。而和膀胱直接相连的膀胱经，就是那条排污管道了。大家可能不知道，足太阳膀胱经是一条非常长的经脉，从头到脚，左右两侧各有67个穴位，一共134穴，是十二经络中穴位最多的一条。

这也就意味着，膀胱经是人体排毒最大的一条通道。由于它经过了头

部、面部、颈部、背部、腿部、足部一直到足部小趾尖，所以能够很方便地把全身的毒素都及时排出去。

其他排毒通道当然也重要，可是相对来讲，这一条通道更要时刻保持通畅，才能不让代谢垃圾留在体内。

现在大家应该知道膀胱经的重要性了吧？不仅如此，由于这条长长的膀胱经上的大多数穴位都在体表，所以当人体遇到外邪时，膀胱经的大多数穴位都很容易有反应。如果膀胱经畅通，它还能很好地帮我们抵御外邪。

比如，我家多年的邻居，一位老阿姨，身体底子本来也差，三天两头感冒，我就建议她让家人帮忙，好好疏通膀胱经，对增强抵抗力大有好处。这么些年过去了，虽然年岁越来越大，但据她说，身体反倒越来越硬朗了。

为什么我说让她的家人帮忙呢？因为膀胱经在身体背部，很多地方自己够不着。而捏脊、刮痧、拔罐这些方法也不大可能自己做到。而且膀胱经非常长，所以我们日常保健的话通常选取其中一段，往往是腿部。尤其是大腿下半部分这段膀胱经很重要，因为这里有两条膀胱经经过，所以累积的毒素最多。膀胱经有没有问题，从这里就可以判断。

下午3~5点是膀胱经当令的时间，我们可以沿着大腿后侧一路敲下去，也可以从上到下慢慢捏揉，遇到有痛感的地方就多揉一会儿。不过，腿后面毕竟没有前面好操作，那么我们也可以向前后左右各个方向压腿，这时候你会感觉腿后面的筋被拉伸开了，别怕疼，也别太勉强，免得拉伤。

## 2.睛明穴，治疗所有眼疾的关键穴位

睛明穴这个穴位大家应该不陌生，如果我们做过眼保健操，就一定揉过睛明穴，虽然你可能不知道它的具体功效。

它是绵长的膀胱经上的第一个穴位，这里接受了来自膀胱经的上行气血，体内膀胱经吸热上行的气态物转化为血来到此处。眼睛受血而能视，从而变得明亮清澈，所以"睛明"的意思就是说，这个穴位能让眼睛接受膀胱经的

气血而能见光明。

从这个名字我们就能知道，它能治疗眼疾一点儿也不意外。古书中曾记载，这个穴位可以主治11种疾病，其中10种就是眼疾，所以这是一个专攻眼疾的穴位，也是治疗所有眼疾的关键穴位。

诸如目赤肿痛、流泪、视物不明、目眩、夜盲、色盲、迎风流泪、偏头痛、结膜炎、睑缘炎、眼睛疲劳、三叉神经痛等疾病，我们都可以通过睛明穴，或者结合攒竹穴、四白穴、太阳穴、承泣穴等其他穴位来进行治疗。

除了治疗眼疾，它对于预防眼部疾病当然效果也非常好。对于学生和经常低头看手机的人来说，为了保护眼睛，大家不妨经常揉揉睛明穴。它可以明显地缓解眼部疲劳，也是预防近视不可多得的穴位。当然，要想看到效果，必然要坚持下去，指望按了一两次就效果显著，那肯定是不可能的。

睛明穴的位置比较好找，它就在眼部内侧，内眼角稍上方凹陷处。找这个穴位的时候，用手指在鼻梁根部上下移动、挤压，能感觉到鼻梁深处有隐痛，那里就是睛明穴。

按揉睛明穴的时候，我们先要闭上眼睛。凡是有明目作用的穴位，我们按摩的时候最好都闭上眼睛。然后用两手的大拇指指腹夹住鼻根，不要特别使劲，垂直地往眼睛深部按。注意不要一直用力按，而是按一下、松一下，再按一下，再松一下，有节奏感地按压。可以像做眼保健操那样做四个八拍，也可以按压1分钟即可。或者每隔2小时，以画圈的方式按压1分钟，都是日常养眼的好方法。

不过，虽说按摩睛明穴能够治疗眼疾，但假如眼睛有外伤，必然皮损或者血肿，这时候最好不要按摩了。而且，按摩之前一定要把手洗干净，免得感染细菌。

这里我还想跟大家澄清一点，有的女孩子跟我说自己不喜欢睛明穴，因为感觉按压的时候扯着眼部的皮肤了，听说眼部皮肤娇嫩，怕长皱纹。这个你们不用担心，因为睛明穴是手足太阳、足阳明、阳跷、阴跷、督脉五脉之会，长期坚持按摩睛明穴，不仅不会长皱纹，还可以让眼睛周围的气血更充盈，有助于祛除黑眼圈和皱纹。

## 3. 腰背委中求，舒筋通络止疼痛

"腰背委中求"是"四总穴歌"的一句，意思是说，凡是关于腰背的疾病，都可以选取委中穴来治疗。那这个委中穴是怎样具备了这些功能的呢？

我们先看它的位置吧，它位于人体腘横纹中点，股二头肌腱与半腱肌腱中间，也就是膝盖里侧正中央。大家可以试着屈一下腿，膝关节后侧会出现横纹，横纹的中点处就是委中穴。

它为什么叫委中呢？"委"就是堆积，"中"是指它的位置。委中穴是足太阳膀胱经的合穴，膀胱经的湿热水汽在此聚集。同时它也是膀胱的下合穴，而下合穴是六腑之气输注下肢足三经的部位，这也就意味着，委中穴有调节六腑之气的作用。

为什么中老年人容易腰背痛呢？一般都是肾虚挟湿所致。肾虚意味着腰部精血不足，使得腰部筋骨失养，再加上湿邪导致气血阻滞，不通则痛。我们给腰部补充气血，让气血通畅，自然能够缓解疼痛，这也就是为什么委中穴可以治疗腰背痛。

我的一位患者余大妈，才五十多岁，腰痛已有将近二十年的历史了。她年轻的时候跟老公两地分居，家里什么脏活重活都是她一个人干，用她的话说，是累出了一身毛病。别的毛病也就算了，可是这个腰疼实在难受。每到刮风下雨都腰背疼得难受，严重影响了她的生活，为此她天天抱怨自己的丈夫，孩子们一开始还心疼，后来也不谅解她，她委屈地跟我诉苦，说自己实在是腰疼得受不了。

我能明白，年轻人体会不到，老年人的腰背疼痛是很难忍受的。所以如果你的长辈有人腰背痛，你要对他们多一点儿耐心，同时也可以给他们推荐一下委中穴。腰背痛的时候按摩委中穴，一般都可以很好地缓解疼痛。

不管是坐骨神经痛、腰部疼痛或疲劳、臀部疼痛、膝盖疼痛，还是小腿疲劳、肚子疼痛、脖子酸痛，包括不小心扭伤了腰这种外伤，都可以用委中穴强大的舒筋通络功能来治疗。

除了儿童之外，其他各种人群都可以用委中穴防病治病。不过，虽然委中穴可以刺络拔罐，但一般更适合中青年人，对于老人，我还是更建议用按摩手法，缓慢按揉。

按揉的时候，时间可以稍微长一些，30分钟都没问题，如果你愿意甚至还可以更长。按摩的力度应该小一些，因为委中穴所在的位置皮肤较为敏感。

如果你想要力度大一些，刺激强一些，也可以用叩击法，就是用空拳或指端敲击，要快速而有节奏，用力而有弹性，但也不能力气大到不能承受，可以由轻到重，一点点增加力道。

# 八、足少阴肾经，让人幸福长寿的源泉

## 1.打通肾经，增强生命原动力

下午3~5点，是膀胱经当令的时刻，经过了泻火排毒的这段时间，来到了酉时，也就是下午5~7点，这时候，肾经当令，也正好是晚饭时间，人体开始进入储藏精华的阶段。

在西医看来，肾脏的功能就是调节水分，把多余的水分和废物通过膀胱排出体外。但在中医看来，肾脏的功能要范围广得多、重要得多。它是健康之本，包含着生命的原动力，是生殖力的源泉。

如果肾经异常，人就会口干、舌热、咽喉肿痛、心烦、容易受惊吓，而且还会起身时头晕、心胸痛、食欲减退、腰脊下肢无力或肌肉萎缩麻木、脚底热痛等。而且，还有明显的精力衰退感，总是有气无力，做什么事都提不起劲。

为什么会这样呢？就是因为肾脏所藏的"精"是人体生命的原动力。这是一条协调阴阳的经脉，也是维持水液平衡的主要经络。随着年龄越来越大，如果身体失于调养，肾气和肾精都会渐渐衰弱，从而使得全身的脏腑都受到影响。

这从肾经的循行路线上就可以看出来。我们知道，膀胱经是人体内最长的一条经络，和它比起来，肾经不算长，它起于足小趾下，经过脚部、腿部，通向脊柱，属于肾脏，联络膀胱，然后沿腹中线到达锁骨下缘。

它所经过的穴位更是少多了，只有27个，两侧加起来才54个。虽然穴位不多，可是肾经却与肾、膀胱、肝、肺、心脏等脏器都有联系，它是与人体脏腑器官联系最多的一条经脉。

大家看到了吧，这也就决定了它非同一般的地位。它不仅能够防治泌尿生殖系统、呼吸系统、消化系统的疾病，还能防治精神方面、循环系统的某些疾病，因此肾经不通畅的时候，表现出来的症状看起来也很杂，主要就是因为它涵盖的面非常广。

因此，对于肾经的通畅与否，我们要引起足够的重视。一般来说，由于肾经异常出现的症状不太有针对性，很难通过某个症状看出肾经的情况。不过，我们都特别爱补肾，只要没有乱补，这倒也不是坏事。因为人到中年之后，很容易肾虚，防患于未然倒也应该。

相对于乱吃补品补药，拍打肾经倒是更方便、更安全。大家可以在下午的5~7点，用手掌或者按摩棒，从两条大腿的内侧根部，中心线稍微偏后一点儿的位置开始，自上而下轻轻拍打。到了足部的时候，要换成用手指指腹按压，一直按到足心的涌泉穴，然后再反向按压拍打，回到大腿根部。

由于肾经是阴经，拍打的时候一定柔和一些，力度不要太大。如果遇到酸痛点的时候，就不能怕痛，要停下来重点按摩。两侧都要拍打，每次一共5~10分钟就可以。另外，心肾相通，要是能同时把心经一起揉一揉，效果就更好了。

## 2. 涌泉，滋阴益肾，保健延寿

从"涌泉"这个名字我们就能看出来，这里一定有丰富的气血。肾主水，作为肾经的第一个穴位，它是实至名归的，因为肾经的"水"，正是从这里外涌而出体表的。

那么，这个穴位对我们的养生保健有什么益处呢？简单来说四个字：延年益寿。当然，这个词有点儿虚，那我们换一种说法，按摩涌泉穴，可以让肾精更加充足，让人精力充沛、耳聪目明、身体强壮、腰膝结实、身轻体壮。能做到这些，说它能让人延年益寿一点儿都不夸张。

这是一个对中老年人特别重要的一个穴位。不是说它对年轻人就不重要，只是由于中老年人一般都阳气衰退，同时又肾阴不足，所以他们尤其需要借助涌泉穴的力量。

作为肾水的起源，涌泉穴不但能帮我们补肾精，而且它所在的位置决定了它还能引气血下行，它有一个非常重要的功能就是散热生气，它也可以苏厥开窍，平肝熄风，因此，对于高血压、鼻出血、头目胀痛、哮喘、头晕、气管炎、扁桃体炎等气血上逆的症状，以及尿潴留、遗精、小儿腹泻、小儿厌食、中暑、晕厥、神经衰弱等问题，它都有不错的疗效。

"涌泉者足心也"，它的位置当然在脚心，屈足蜷趾时足心最凹陷处就是它了。我们找这个穴位时，可以把脚蜷起来，在足底前面大约三分之一处，可以看到有一处凹陷，找到其中有酸痛感的地方就可以了。

按摩涌泉穴跟其他穴位不大一样，除了用拇指的螺纹面按压之外，我们还可以手掌摩擦涌泉穴以及整个脚底，还可以拍打涌泉穴和它周边的足面，一直拍打到脚心发热为止。这时候你会发现自己整个脚底都在发热，整个身体都是暖的。坚持下去，就可以补肾健身，改善无精打采的状态。

如果你确定自己找对了穴位，但是用了很大力气都没有明显的痛感，或者穴位这里的皮肤没有弹性，一按就陷下去不起来了，那么这时候反倒不适合按摩，否则会让肾气更加虚弱，可以用药敷法。

药敷一般是在睡前，用吴茱萸粉和醋调和成糊状，然后涂抹在涌泉穴处，外面用医用胶带和保鲜膜固定好，然后第二天早上去掉就可以。对于虚火上炎引起的口舌生疮、痤疮、咽喉痛等非常有效。不过这种做法虽然方便易行，到底适不适合你，建议还是先咨询医生。

另外，涌泉穴在脚底，寒从脚生，大家要特别注意保暖，不要让脚部受凉。所以建议大家每天晚上用热水泡泡脚，然后再按摩。

## 3. 太溪，补肺肾阴的大补药

和涌泉相比，太溪的名声好像没那么大，但它的作用可一点儿不小。《黄帝内经》说"经脉者，所以能决死生，处百病，调虚实，不可不通"，太溪就是这样一个穴位。这是一个大补的穴位，对于肺阴虚、肾阴虚，以及肾精、肾阳虚的人，都能起到保健作用。

所谓太溪，也就是大溪，是说肾经的水液在这里形成较大的溪水。它的主要作用就是滋阴益肾，壮阳强腰。作为肾经上的穴位，遗精、阳痿、小便频数、腰脊痛、下肢厥冷、月经不调等生殖系统方面的疾病都是它擅长的。

太溪不仅仅是肾经上的大补穴，它还是全身的大补穴，因此还可以治疗头痛目眩、咽喉肿痛、齿痛、耳聋、耳鸣、气喘、胸痛咯血、消渴、风湿痛、失眠、健忘、内踝肿痛等疾病或症状。

有一次跟刚认识的朋友一起吃饭，有人说起自己是扁平足，不能走路，一走路就脚跟疼。我知道这是肾虚，但当时没吭声，后来单独跟他说，您足跟痛可以揉揉太溪穴，以后走路可能就没那么受罪。果然，后来他一直谢我，说自己好多年的毛病了，一直都以为是扁平足。

其实道理很简单，为什么会疼呢，说明脚跟那里有瘀血，不通。按摩太溪就可以把新鲜气血引过去，慢慢让气血通畅，也就不痛了。

只不过，和胃经上的足三里相比，太溪更偏重补先天之本，而足三里侧重于后天之本。有人会问，先天之本也能补吗？是的，先天之本同样需要呵护、补养，否则原本强壮的也会变弱，而原本虚弱的，经过精心呵护，也会有所改善。因此，先天体质不好的人，更要重视太溪穴。

太溪穴也在脚上，不过它不在脚心，而是在脚踝处，比较好找，内踝高点儿与跟腱之间的凹陷处，就是太溪穴。

虽然太溪适合绝大多数成年人选用，但不同的手法效用不同。一般来说，凡是有肾虚症状的人都可以按摩太溪穴，不管是肾阴虚还是阳虚，因为太溪能够调和肾中阴阳。按摩它，可以补肺肾阴、通经活络。一般来说，两侧加起来一共15~20分钟就可以了。大家要注意，按摩的手法尽量轻柔一些，因为肾方面的问题通常都是虚证，肾经也是阴经，所以不能太暴力了。

跟涌泉穴一样，有的人按太溪穴根本没有反应，这说明身体已经虚弱到了一定程度。所以对于这个穴位，不痛的人，你要把它按痛，然后慢慢再揉得不痛。而本来就痛的人，你要把它揉得不痛，把它给揉通了，才能让气血顺利到达脚心的涌泉穴。

如果是严重肾虚的人，比如有潮热、盗汗、腰膝酸软、头晕耳鸣等明显肾阴阳不足症状者，用艾灸效果更好。艾灸太溪可以填精壮阳、祛寒通络，对于阳气不足的冷痛者很管用。我们自己在家保健，为了安全考虑，我一般推荐使用按摩的方式，艾灸最好交给更专业的医师。

# 九、手厥阴心包经，人体自带的心脏保护神

## 1.按压心包经，挡住心脏病

心包这个概念，显然西医里是没有的，这是我们中医独有的说法。由于心脏是"君主之官"，它是不能受邪，也不敢让它受邪的，所以它需要有一个"保护神"，能够代君主受难，这就是心包。

从名字上我们就能看出来，心包嘛，肯定是在心脏外面包裹着的。"心包为心之外膜，附有脉络，气血通行之道。邪气不能容，容之心伤。"什么意思呢？心包是心的保护组织，它必须要气血通畅，心脏才不会受伤。换句话说，假如你心脏有毛病，心包经一定是不通畅的。假如你能一直保持心包经通畅，也就基本不会有心脏方面的麻烦。

心包经流注的时辰是戌时，也就是晚上7~9点。十二时辰和十二生肖也是对应的，戌时对应的生肖是狗。为什么是狗呢？大家想想看，狗是看家护院的，对主人忠心耿耿。而心包经对于心脏，就是这样的一种角色。

所以，很多年轻人出现心悸、心动加速、心慌心烦，以为是心脏方面的问题，其实往往是心包经的问题。如果能让心包经通畅，也就可以很好地保护心脏。

这也就是为什么医生经常会跟你说，吃完晚饭后要好好休息一下，心情舒畅。因为晚上7~9点，正是心包经当令，这时候保持轻松愉悦的心情，对于养护心脏非常有益。

不过我遇到很多三四十岁的患者，他们这时候往往是在辅导孩子写作业，总是特别容易生气，"气得肺都要炸了"，我跟他们说，那你们一定要好好按按心包经，否则时间长了，一定有损心脏健康。

那么，我们该怎么保持心包经的畅通呢？你可以晚上八九点钟的时候，有规律地轻轻按压，把有瘀堵的地方按通畅了。

一般来说，心脏病会有手指发麻的感觉。如果是小指发麻，那很严重，因为那里是心经。如果只是中指发麻，那就是心包经的毛病，因为心包经就是从胸中开始，沿着胳膊，一直穿过手掌，到中指指尖。

凡是感觉有心慌、胸闷、气短、心悸、烦躁失眠的人，都可以经常按压心包经。另外还有一些症状也是心包经出问题的表现，比如面赤目黄、腋窝下会出现肿痛等。有的人手心老是出汗、手心热，那就是心包有热、心包不敛，也要按压心包经。还有人总是高兴的状态，总也收不住，这种毛病叫"喜笑不休""喜则神散"，这样容易伤心神，也得治，可以通过打通心包经来解决。

由于这是条阴经，也不适合力气太大，用手指从上臂开始，顺着经脉的走向轻轻按压，直到中指指尖。大家要注意，按压的时候要力度适中，一定不要太快，要让我们按压所产生的刺激传递到心包上。日常保健的话，每侧3~5分钟也就可以了。如果心包经上有问题，有不少痛点，可以适当延长一些时间。

## 2.调整心率、止痛止吐，内关都拿手

有一次外出旅行，在大巴车上，邻座的女士刚一上车就跟司机要垃圾袋，跟她同行的人就劝她干脆吃点儿晕车药好了。她说能不吃就尽量不吃药，待会儿试试看能不能努力挨过去。

可一路全都是盘山道，车没开出去多久，她的脸色就变得非常难看，一言不发。我看不过眼，就主动跟他说，你可以试着按按内关穴。正好和她同行的另一位女士头上插了根发簪，我就让她把发簪借过来，找到内关穴，让她按压。过了没两分钟，她惊讶地跟我说，头不晕了，胸也不闷了，简直太神奇了。

她还说，一直都以为中医更擅长调理身体、治疗慢性病，没想到按压穴位的效果居然立竿见影。很多人都这么想，其实中医有很多急救穴位，简直是手到病除，只是大家不了解罢了。

我跟她说，内关穴可不仅能防止晕车，对于一切呕吐，比如孕吐、眩晕、恶心想吐、呃逆都很有效，止晕止吐效果很好。而且，对于各种疼痛它都能救急，比如手臂疼痛、头痛、眼睛充血、胸肋痛、上腹痛、心绞痛、心悸、月经痛、风湿痛，以及胃痛、腹泻、腹胀等肠胃方面的疾病，甚至失眠、癫狂、痫证、郁证精神异常等精神方面的疾病，都能用它来调理。

因为内关的主要功能是宁心安神、理气止痛、疏导水湿。这个内关穴，就是一个急救穴位。为什么叫内关穴？意思是说这个穴位就像是内部的关卡，它对于所有内脏问题都有一定作用，可以治疗绝大多数与脏器相关的疾病。

而作为心包经上的穴位，它对于心脏方面的小毛病更不在话下。而且它在调整心率方面，既能治疗心动过速，也可以治疗心动过缓，有双向调节作用。

现在我们来看怎么找到它。内关穴的定位在前臂掌侧，当曲泽与大陵的连线上，腕横纹上2寸，掌长肌腱与桡侧腕屈肌腱之间。

找这个穴位的时候，我们可以先伸出胳膊，攥一下拳头，在前臂的内侧，你会看到有两根筋，内关穴就在这两根筋之间，然后从腕横纹往上三指宽的地方，就是内关穴了。

找到以后，大家可以按揉，也可以点按。也可以先按揉1~2分钟，再点按10~15分钟。点按的时候，要有节奏，至少要有酸、胀、麻的感觉。如果能感到这种刺激感顺着胳膊传递到了心脏，效果就更好了。

大家如果想用内关穴来急救，比如治疗晕车、呕吐，当然是随时可以按压。如果想用它来调整心脏功能，最好还是选择晚上7~9点，保持心情平和愉悦，轻轻按揉。

### 3. 突发心脏病，郄门能救命

每次说起郄门穴，我就会想起一件事，那还是前两年，我有一位心绞痛的患者，我跟他讲过一些穴位按摩的知识。可是我跟很多患者都会讲，所以我对他也没有特别深刻的印象。然而有一天我接到他的电话，一上来就千恩万谢，说我救了他父亲一命。原来他的老父亲常年高血压，那天一大早起床，突然就从床上摔了下来。他听到声音赶紧打电话叫了救护车，然后焦急万分地等着。这时候，他突然想起来我讲过的郄门穴，就拿了根牙签使劲按压，同时配合上掐人中，他也不知道管不管用，反正也没别的更好的办法，就这样一直掐着按着，没想到，老父亲居然醒了过来。他一看管用，高兴坏了，继续按压。

后来救护车赶来，把他父亲送到医院，最后的结果是虚惊一场，没有什么后遗症。而他父亲的很多老朋友，都是卒中之后偏瘫的，生活不能自理，生命质量严重受影响，所以他父亲不顾身体还很虚弱，非要亲自过来谢我，被他拦住了。

接到这样的电话，我肯定也很开心。有时候我们掌握一些简单的医疗常识，就能争取到宝贵时间，关键时刻真的能救命。郄门穴就是这样一个能救命的穴位。

当然，我肯定不希望大家在这种情况下用到它，我们最好还是日常做好保健工作，尽量不要遇到危急情况。一般来说，心脏方面有问题的人，比如经常心动过速，或者时常心绞痛的人，按压郄门穴的时候，往往会觉得很痛。千万不要等到心脏病发作，要在平日里就经常按压心包经和心经，按摩相关穴位，早日让经络气血畅通才好。

什么是郄门穴呢？郄就是孔隙，一般把经脉气血曲折深聚之处的腧穴称为"郄穴"。十二经各有一个郄穴，心包经上的郄穴就是郄门穴。临床上，郄穴大都用于治疗急性病，所以郄门穴用来急救心脏方面的疾病也就不奇怪了。

除了心脏方面的疾病，乳腺方面的疾病也可以用郄门穴来急救，只不过后者通常没那么来势汹汹，所以我们一般也用不着。大家可以记得，凡是心律不齐很难受、胸部疼痛、心烦意乱、惊恐不安、失眠的时候，都可以按压郄门穴。

它的位置是腕横纹上5寸，桡侧屈腕肌腱与掌长肌腱之间。找这个穴位的时候，大家可以伸出手臂，前臂手掌的侧面，手腕与肘的中央两条筋之间，腕横纹往上5寸的地方即是。大家可以伸出手，将第2、3、4指并拢，以中指的第一指间关节横纹为基准的那条横线，就是2寸；将第2、3、4、5指并拢，以中指的第一指间关节横纹为基准的那条横线，距离是3寸，这就是"同身寸"，大家可以很方便地自己量出5寸的位置在哪里。

从"郄"这个字就可以看出来，这个穴位很深，不好按到。我们也可以借助发簪、牙签光滑的那头来帮我们按压。既要用一定的力道，也不能太过暴力，日常保健的话，按两三分钟即可。

# 十、手少阳三焦经，水谷运化、气血循行的守护者

## 1. 拍打三焦经，让气和水液都畅通

如果说"心包"大家还能大致想出它是什么，那么"三焦"恐怕就让很多人摸不着头脑了。但如果你知道"六腑"是什么，就不会对三焦感到陌生。六腑包括胃、大肠、小肠、三焦、膀胱、胆，而三焦是六腑中最大的一个。

什么是三焦呢？它是上、中、下三焦的合称。虽然历代医家对"焦"字的理解有争议，但大家一致认同，三焦是分布在胸腹腔的一个大腑，把躯干划分为3个部分：横膈以上的内脏器官是上焦，包括心、肺；横膈以下至脐的内脏器官是中焦，包括脾、胃、肝、胆等内脏；脐以下的内脏器官是下焦，包括肾、大肠、小肠、膀胱。也就是说，三焦就是整个体腔。

由于和体内各个脏腑都有联系，所以三焦经主管体内的各种气，而且有疏通水道的作用，它可以调和脏腑。

很多人可能以为三焦包罗所有脏腑，那么三焦经一定特别长吧？还真不是，三焦经从无名指这里和心包经相接，然后往上经过手背、手臂、肩部，然后进入腹中，它的一条支脉，则是从胸中往上循行，一直到头面部，经过了五官。

"经脉所过，主治所病"，所以三焦经对于各种头面部疾病比较拿手。又由于它主管各种"气"，所以对于与"气"有关的疾病，它都有不错的疗效。

如果三焦经不畅通，那么各种气滞血瘀、水液代谢的毛病，就都很容易出现。比如脸上长斑、乳腺增生、乳房胀痛、腹胀、水肿、小便不利等，以及耳聋、耳后疼痛、咽喉肿痛、面颊肿痛等各种头面部疼痛，就都出现了。

怎么办呢？我们可以拍打三焦经循行经过的路线，帮它更通畅。比如，从无名指侧面开始，往上沿着三焦经的循行路线按揉，看有没有痛点，如果有就停下来按揉，也可以拍打。或者，大家可以只按摩无名指那侧的手指，上面有好几个重要的穴位。时间也不用太长，视个人具体情况而定，2~5分钟即可。

女性如果体内有郁结，就很容易得乳腺方面的疾病，所以建议女同胞们平日里也可以多揉揉无名指，或者多拍拍三焦经，把郁结的气散开，就能既健康平安，又美容养颜。尤其是围绝经期的女性，试试按压你的三焦经，如果很疼，就一定要多揉三焦经。

## 2. 支沟，治疗各种便秘的特效穴

便秘是一个很多人都有，都很烦恼，却又满不在乎的毛病。因为它看起来似乎不是什么大毛病，这事讲出来又挺尴尬，所以很多人不肯治疗。但是大家想想看啊，本该排出来的垃圾堆积在体内，多脏啊。更要命的是，大肠还会反复地从中吸收物质，至于吸收的东西好不好，这它可管不了。

所以很多常年便秘的人，往往容易长斑长痘，身体也不会很好。这也难怪，日积月累，体内堆积的毒素肯定不会对健康有好的影响。

可是该怎么对付便秘呢？很多人选择吃香蕉、吃药等方法来缓解。但这治标不治本，我们治病要除根，需要先弄清楚你为什么便秘，然后彻底把它给治好，而不是天天吃药。

当然，每个人便秘的原因不同，说到底，根本原因还是津液亏损不能濡润大肠，导致大肠传导功能失常，病根在脾胃和大肠上。而且，便秘分虚实，实者往往是大便艰涩难下，伴有发热、烦躁；而虚者则是排便无力，伴有头晕、腹中冷痛等症状。不管怎样，都需要化气生津、润肠通便。

支沟穴的作用是什么呢？这里的水湿较少，三焦经的阳气经过这里，然后吸热扩散。它的功用主要是传递气血、升发风气。通过刺激支沟穴，可以宣通三焦气机，并且通调水道，使得三焦的腑气通畅，津液也能够顺利运送下去，大肠的传导功能恢复正常，便秘也就治好了。

支沟穴除了是治疗各种便秘的"特效药"，还对耳鸣、耳聋、视力下降、结膜炎等头面部疾病，以及腰扭伤、肩背部软组织损伤等运动系统疾病，以及心绞痛等疾病，都有调理作用。

支沟穴的位置，在前臂背侧，阳池穴与肘尖的连线上，腕背横纹上3寸，尺骨与桡骨之间。寻找这个穴位的时候，大家可以伸出手臂，手下朝下，用除了大拇指之外的其他四指，找到腕背横纹上3寸的位置，在尺骨与桡骨的间隙中，就是支沟穴。

有便秘烦恼的人，可以每天早晨起床后，喝杯白开水，然后用拇指的指腹按住支沟穴，轻轻揉动，力度把握好，要有酸痛的感觉，先左后右，时间允许的话，可以按揉5~10分钟。

除了早晨，还可以在晚上9~11点，三焦经当令的时候按压支沟穴，每侧一两分钟，坚持下去，对治疗习惯性便秘、缓解老年便秘都大有好处。

## 3. 阳池穴，手脚冰凉者和鼠标手的福音

每当天气稍微一凉，就可以听到很多护士在讨论哪种暖手宝好用，什么手套方便，哪个牌子的羊毛袜保暖。没办法，她们手脚冰凉，怕冷，虽然外界气温根本没那么低。

每次听到这些谈话，我都会不厌其烦地告诉她们这些都不管用，还要从

根本入手，把自己体内的阳气调动起来，就不怕冷了。

遇到那些手脚冰凉的女性患者，即便她们不是来找我解决这个毛病的，我也一定会告诉她们要解决手脚冰冷的问题。因为这是明显的体寒、阳虚，而阳气是生命之本，别觉得自己冻得瑟瑟发抖就有了柔弱美，百病从寒起，要是不注意调养，老了以后少不了吃苦头。

该怎么办呢？找阳池穴就可以。我们看名字就知道，阳池，阳气的池子。这里是三焦经的原穴。原就是本源，这个穴位的物质是阳热之气，三焦经的气血在这里吸热后化为阳热之气，它就如同是阳气升发的池子，所以得名阳池。而它的功用就是升发阳气，沟通表里。

大家知道，三焦经原本就是五脏六腑的总指挥，是身体元阳之气的主通道。而作为三焦经的原穴，作为升发阳气的池子，通过刺激阳池穴，就可以很好地为身体补充阳气。尤其是常年手脚冰凉的女性，以及阳气渐渐衰弱的中老年人，都可以经常按摩阳池穴。

阳池穴的位置在手腕部位，即腕背横纹上，前对中指、无名指指缝。寻找这个穴位时，我们可以把手伸平，掌心朝下，然后握拳，在腕关节的横纹与无名指延伸线的交接点上，有一个凹陷处，就是阳池穴。

还有一个更简单的办法，手背朝上握拳，在腕背横纹中点，能看到一处明显的凹陷，那就是阳池穴。

对于手脚冰凉的人，我通常喜欢给他们艾灸。但大家自己保健，还是按摩吧，先用一只手的指腹按揉另一只手的阳池穴，持续3~5分钟，然后用指尖垂直按压，点按5~10分钟。按摩阳池穴的时候，力度可以轻一点儿，缓一点儿，时间可以长一点儿。

另外，除了手脚冰凉这种常见毛病外，现代人还有另一个常见病，以中青年人居多，那就是"鼠标手"。这也是非常无奈的事，天天用鼠标，手腕关节过度劳累，于是积劳成疾，开始出现手腕疼痛等各种腕部疾病。

这时候，我们也可以用阳池穴来缓解。它的位置本来就在手腕上，所以对于防治腕部疾病也很有效。大家平时工作间隙休息的时候，或者打电话的时候，都可以经常按压阳池。

另外，阳池在手背横纹上，和它正对面，在掌心那面的横纹中间，有一个大陵穴，它们两个一前一后保护着手腕。大家按摩的时候，可以把两个一起按，防治腕部疾病的效果更好。

# 十一、足少阳胆经，掌管人体中精之府

## 1. 敲胆经，改善脂肪肝和胆结石

既然是"胆经"，那么跟它关系最密切的当然就是"胆"了。大家应该都知道，胆的作用是分泌胆汁，帮我们消化食物。所以如果胆经不通畅，就会影响到食物的消化以及气血的生成。看起来，这似乎跟脾胃的作用差不多，其实不然。

比如说，现在有很多脂肪肝患者，你只提高脾胃消化功能是无济于事的，因为肥甘厚味往往需要胆汁来帮助消化。所以，对于脂肪肝和胆结石患者来说，胆经意义重大。

而且，足少阳胆经是一条少阳经，什么是少阳呢？就是阳气初生。中医有"少阳为枢"的说法，它是枢纽，是人体气机升降出入的枢纽。胆经的循行路线，经过了人体的头、身侧面等，一直到脚面，很长，它能调节所经过部位的脏腑功能，对于头侧、耳朵、眼睛、咽喉、肝胆等部位的病变都有良好的治疗作用。

胆经有瘀积的人，通常面部皮肤黯淡无光、像是有一层灰尘似的，而且经常觉得口苦、唉声叹气、小腿外侧热。如果出现这些情况，以及脂肪肝和胆结石患者，建议大家敲敲胆经，胆经很长，我们只需要敲击大腿外侧部分就可以，能够提升肝胆等内脏的功能，促进身体新陈代谢的能力。

但如果没有明显症状，我并不建议大家经常敲击胆经。胆经不是随便敲的，也并不是只要闲着没事就能敲。就像你满面红光、身体健康的时候并不需要天天喝鸡汤大补一样。

前年有一位患者刘大妈，是她的亲戚介绍过来调理老胃病的。一开始刘大妈明显有防备心理，对我也不那么信任。她是什么情况呢？据她自己说，她听人说敲胆经特别好，就跟一个老姐妹一起，两个人天天一起敲胆经。

过了一段时间以后，她发现自己开始便秘，而且有上火的症状。一开始她压根没有想过跟自己敲胆经有关，以为是自己吃东西上火了，就尽可能饮食清淡，结果到了天天喝白粥的地步仍然便秘，她就怀疑到了敲胆经上。于是她就停下来，过了一段时间，果然不再便秘。从此以后她严重怀疑中医，就差说中医都是骗子了。

后来是她这位亲戚说，自己多年的老胃病已经很久没有发作了，就是看中医调理好的。她这才将信将疑，打算再给中医一个机会。

我了解到情况以后跟她说，其实敲胆经没有错，错误在于胆经原本也不是每个人都适合敲的。老年人其实不适合多敲胆经，尤其是每天长时间敲打。虽然老年人身体虚弱，需要更多气血，但是气血升得太快没什么好处，特别容易上火。

而这位老人家，她本来身体底子好，气血还是比较旺盛的。天天长时间刺激胆经，导致胆经火旺，自然有了上火、便秘等问题。

除了气血比较旺盛的人不能经常敲胆经以外，我们敲胆经的时间，也不能是胆经当令的晚上11点到次日凌晨1点，因为这时候原本就是气血流注胆经的时辰，敲胆经更容易上火，而且会导致精神亢奋，引起失眠。所以一定要在白天敲打，3~5分钟就可以。敲胆经的时候力量也不能太大，最好配合穴位按摩，免得胆汁分泌过旺出现瘀滞。

## 2. 风池穴，赶走一切风邪疾病

风池穴这个穴位，看名字就知道，它就是装满风的池子。什么意思呢？是说风池穴这个位置是风邪蓄积的地方，作为头部与身体相接的大穴，它不仅是外界风邪侵袭脑部的重要关卡，同时也是人体所产生的内风汇聚的地方。总而言之，不管内风、外风，凡是风邪，都跟它有关系，它也就有办法治疗。

外界风邪大家都比较熟悉了，比如因为吹了风而引起的感冒、头痛、颈项强直、落枕、头部昏重等问题，都是外风引起的，我们可以通过按摩风池穴来祛除风邪。

至于内风，大都是脏腑功能失调所致，与心肝脾肾有关，尤其与肝的关系最密切，比如眩晕、头胀、震颤、抽搐、血压不稳等，通常是内风引起的，而按摩风池可以帮我们平息内风。

所以，对于体内正气不足、特别容易被外邪所伤的人来说，风池穴是个非常重要的穴位。那些特别怕吹风、一吹风就头痛的人，一方面，要注意好后颈部的保暖工作，不让风池穴感受到过多风邪；另一方面，也要多按摩风池穴，帮身体及时祛风通络。

对于阴虚阳亢、容易内风妄动的人来说，也要多关注风池穴。这种人通常情绪波动比较大，容易烦躁不安、眼干眼胀、口舌生疮、牙龈肿痛等，特别容易出现高血压、心脏病等，他们需要平息内风，所以也要按摩风池穴。

除此之外，久坐不动的人、经常低头看手机的人，颈椎容易出问题，对于颈椎出毛病引起的头痛、眩晕、恶心、眼胀、呕吐等症状，风池穴也可以解决。另外，夏天的时候，风池穴还有另外一个功能，提神醒脑，让我们神清气爽。

我有一位朋友，夏天他不喜欢开空调，热得头昏脑涨的时候，就喜欢拿风油精涂在风池穴上轻轻按摩，他说效果特别好。我夸他的这种方法实在不错，因为按摩风池穴这个穴位原本就有通络醒神的功效，再加上风油精，对于头昏脑涨这种问题简直有神效。

那么，风池穴在哪里呢？大家应该已经猜到了，它在脖子后面，枕骨下面，胸锁乳突肌与斜方肌上端之间的凹陷处。找这个穴位的时候，大家可以把自己双手的掌心贴住耳朵，十指自然张开抱头，拇指往上推，在脖子与发际的交接线，左右各有处凹陷，那里就是风池穴了。

按摩风池穴时，手指力度要适中，可以由轻到重慢慢增加力度，千万不要太暴力了。如果是夏天想要提神醒脑，手指按压风池的方向可以稍微斜向上一些，但也不能用力太大。一般来说，两侧一共按摩3~5分钟就可以了。

另外，还有一个按摩风池穴的简便办法，那就是梳头发，梳子齿可以很好地按摩到包括风池穴在内的一系列穴位，这也就是为什么梳头有利于养生。

## 3. 阳陵泉，给你强健的筋骨

我们身上有一个阳陵泉穴，一个阴陵泉穴。阴陵泉属于足太阴脾经，在小腿内侧，与足三里相对；而阳陵泉属于胆经，胆经属于阳经，外侧属阳，内侧属阴，所以它在小腿外侧，当腓骨头前下方凹陷处。

至于它的作用，主要是降浊除湿。因为它是胆经的合穴，而经脉走入合穴时经气最强，所以凡是合穴，经气都非常旺盛。而阴陵泉作为合穴，它的经气也就特别强，而且深入体内，所以上下通达的作用也就非常强。

正所谓"筋会阳陵"，由于它还是筋之会穴，所以一切有关筋的毛病都可以找阳陵泉穴。

总而言之，阳陵泉有舒筋脉、清胆热、祛腿膝风邪、疏经络湿滞的功效，凡是与膝盖有关的疾病，比如抽筋、小腿抽筋、关节筋迟缓或痉挛肿痛、下肢痿痹、膝肿痛、膝关节疾患、膝关节炎及周围软组织疾病，还有肩痛、腰痛、膝盖疼痛、腰腿疲劳、胁肋痛、坐骨神经痛等有关肌肉关节酸痛的疾病，以及黄疸、口苦、胆囊炎、胆石症等肝胆方面的疾病，它都有疗效。

从它的功效中我们可以看得出，大家日常生活中可能经常用得着它。比如，有人喜欢跷二郎腿，虽然明知道这样不好，可是控制不了自己，于是坐了一会儿以后，被压的那条腿感觉发麻，还有的人去卫生间喜欢带着手机玩，一局游戏玩下来，蹲得脚也麻了。再比如，很多人上班都是保持一个姿势长期不动，时间长了肩膀酸痛。这时候，我们都可以按揉阳陵泉。

找这个穴位的时候，我们可以下肢微微弯曲，用右手手掌覆盖在左腿膝盖上，四指向内，大拇指指腹所在的位置，你能明显感觉到有一处凹陷，就是阳陵泉了。很多人会担心穴位找不准确，其实不用太在意，一开始找不到穴位很正常，试探着在它周围寻找，实在怕找不准，也可以把范围扩大一些，以我们按摩的力度，是不会伤害到穴位及周围皮肤的。

找到穴位以后，我们可以用两手大拇指分别按压两小腿的阳陵泉穴，两侧穴位各自按压1~3分钟就可以。对于防治膝关节炎、膝盖冷痛、鹤膝风、老寒腿等常见的膝关节病都有很好的效果。

# 十二、足厥阴肝经，调理气血、祛除疾病的钥匙

## 1. 推肝经，帮熬夜者清肝火、养肝血

在十二经络流注的循环表中，肝经排在最后，它流注的时间是丑时，也就是凌晨1~3点，这时候肝经最旺。

为什么是这样的排列顺序呢？因为"肝藏血"，白天人们活动的时候，不管是脑力劳动还是体力劳动，都需要肝血来提供支持。而在凌晨1点以后的深夜，人们基本上已经进入熟睡状态，身体各脏器组织所需的气血量最少。

这时候，"卧则肝藏于血"，肝脏就可以放心地工作，把流回到肝脏中的废旧血液淘汰掉，产生新的血液。于是在接下来的寅时，就由肺经接手工作，把全新的气血重新分配好，迎接新的一天到来。

也就是说，丑时，肝经最旺的时刻，是肝脏造血功能最发达的时辰。这个时间段，大家最好是在安静地熟睡，不妨碍肝脏工作。古人"日出而作，日落而息"，睡得早，一般都不会影响到肝脏的造血。可是我们现代人普遍睡得晚，虽然医生一再强调大家要在晚上11点之前入睡，可是很多人还是要到凌晨才睡。

这就打扰到肝脏了，它不能专心造血。于是，经常熬夜的人，往往会脸

色青灰、满脸疲惫，而且性情急躁，还容易生肝病。我们一再强调，熬夜少睡的那2小时，是睡多久的懒觉都无法弥补的。

所以，为了保护肝脏，不熬夜是基本要求。在此基础上，我们可以通过拍肝经来养护它。由于肝的功能是主疏泄，也就是疏通和发散，这就要求肝经自己首先要畅通，不瘀不滞，才能让全身的气血通畅。

如果你时不时会熬夜，凌晨1点还没有熟睡，或者平时容易发怒、情志抑郁，不妨经常拍拍揉揉肝经，有助于疏通经络。

肝经的循行路线是从脚大趾外侧开始的，然后沿着脚背、小腿，到达大腿内侧中线，再到腹部，进入肝脏后，分成了两支：一支往上到了头顶；一支往下进入肺部，和肺经连接上。

不过肝经不太容易找，大家可以试着做劈叉的动作，用手指去摸大腿根部，你能发现一根硬筋，顺着这根硬筋往下走，就是肝经循行的路线。

我们日常保养的时候，可以推揉肝经，但肝经是阴经，而且肝经循行的地方皮肤比较嫩，所以不适合力度太大。大家可以先在皮肤上涂点儿润肤油，然后沿着大腿内侧肝经循行的方向，稍微用点儿力往下推，一直推到膝关节处。左右两腿轮换着来，各自推30~50遍即可。

至于推揉的时间，我们不太可能选择凌晨1点，那么就可以选择在下午1~3点，效果也会比较好。

## 2. 行间，调理肝肾散心火

肝经上的穴位本来就不多，一共14个，有些还很难找，幸好我们日常保健所需要的，也只是那几个关键而重要的，它们好找就可以了。而行间就是其中一个。

行间的位置在脚上，大脚趾和二脚趾缝上。大家只要在大拇趾和第二趾之间稍微往后的部位寻找，稍靠近大指趾侧有酸痛感的地方就是行间穴。

这个穴位有什么作用呢？它是肝经的荥穴，五行属火。而"荥主身热"，行间属火，所以这个穴位泻心火的效果特别好。尤其是头面部的火气，比如目赤肿痛、眼睛胀痛、流鼻血等，用这个穴位治疗的效果就特别好。

去年春天接诊过一个小姑娘。一般家长都不太会带小孩子来看中医，要么是亲戚朋友介绍的，要么是看了很久的西医都找不出毛病。这位小姑娘就是这样，她上初二，以前一直好好的，可是这一年的春天，她经常流鼻血。正在上课呢，她毫无预兆就开始流鼻血，而且血流量很大，用手捏着鼻子，血还能往下滴。

流一次也就罢了，她却隔三岔五地流。一开始看她满脸满手血，老师和同学都吓坏了，后来大家都习惯了，小姑娘自己也不当回事，反正总会止住的。有一次在家里流鼻血，她父母一听说不是头一次，吓坏了，马上请假带她到处看病，可是检查出来的各项指标都正常，好像没什么毛病。

父母还是不放心，总害怕是什么重疾，依然到处打听，后来没办法，决定看看中医。我把完脉，问完各种情况，让他们放心。这个小姑娘是心火旺、肝火旺。春天原本肝气就很旺盛，这个小姑娘的肝气尤其旺，流鼻血也很正常。

鉴于这种情况，我建议她平日可以多揉揉行间穴。肝属木，心属于火，木生火，如果肝火太旺，就可以泻心火，找位于肝经上的行间穴再合适不过了。

所以，春天肝气升发的季节，如果是肝火比较旺的人，不妨时常揉揉行间穴，可以帮我们泻心火，有助于防治各种肝经风热导致的疾病。

除此之外，由于它能泻心火，所以对心里烦热、燥咳失眠也有比较好的疗效。另外，由于肝经从大腿根部经过，环绕生殖器，所以行间还善于治疗生殖器方面的热证，比如阴部瘙痒、小便热痛等难言之隐，也可以试着用行间治疗。

按摩行间的时候，我们可以用按压的方法，先用大拇指指尖掐按5秒钟，有了酸、胀、麻的感觉以后，休息5秒钟再接着按，每侧按压20~50次即可。

### 3. 太冲，所有人都能用的疏肝解郁穴

当我们怒发冲冠，气得头痛、眼胀、血压高的时候，可以按摩太冲穴让自己平静下来。因为这些症状是肝阳上亢的表现，按摩太冲可以平肝潜阳。

当我们有气没有地方发泄或者不敢发泄时，就会老是自己生闷气，于是气得头晕、头痛、唉声叹气、乳腺增生、月经不调、痛经甚至不孕不育，这时候也可以通过按摩太冲来解决这些问题。因为这些问题由肝气郁结引起，而按摩太冲可以疏肝解郁。

当我们出现眼睛红肿、刺痛、发炎、多泪等眼部疾病的时候，也可以求助太冲。因为这种眼睛方面的毛病很有可能是肝火过旺引起的，而按摩太冲还可以清降肝火。

当我们出现了轻度、中度脂肪肝的时候，太冲也能帮上忙，因为它有降脂保肝的功效。只不过，这时候我们通常用贴敷，效果来得更明显。

总而言之，太冲实在是一个非常神奇的穴位，它有补虚泻实的双向作用。当我们肝阳有余、容易上火的时候，它能把它降下来；当我们肝阴不足的时候，它又能滋补肝阴。至于肝气郁结，它更能疏肝解郁。所以，基本上所有人都会用到太冲穴。

尤其是那些爱生闷气、总是什么事情都藏在心里的人，或者那些经常郁郁寡欢、闷闷不乐、愁眉不展的人，更要经常按摩太冲穴。

找这个穴位的时候，我们可以用手指沿着大脚趾和二脚趾之间往上推，推到推不动的地方时，往前稍微一点儿就是太冲穴了。

按摩太冲穴的时候，我们可以先泡个脚，用温热的水泡脚15分钟以后，用大拇指两侧分别按揉太冲穴，力度控制好，要有酸胀感，每侧3~5分钟。也可以点按，但不管怎样，都需要注意，按揉时应该柔和一些、持久一些、深透一些。不管是哪个穴位，按摩的时候都不能过于暴力，也不能毫无规律地乱戳。

第四章

调阴阳、补气血、祛湿毒

# 一、调调阴阳病就消

## 1. 阴阳不平衡，疾病找上门

一提起阴阳，很多人顿时觉得高深莫测，其实阴阳的概念没那么复杂的。世间万物被分为两类：向着太阳的与背着太阳的。前者是阳，后者就是阴。慢慢地，古人形成了一种二分法的宇宙观：世间万事万物，都有阴阳两种状态。白天是阳，晚上是阴；男性是阳，女性是阴……

总体来说，凡是温热的、明亮的、兴奋的、无形的、上升的、外向的都属于"阳"；而凡是寒冷的、晦暗的、抑制的、有形的、下降的、内向的、重浊的、静止的都属于"阴"。

讲这一对概念有什么意义呢？可以说，世间万物都处于一种平衡中，阴与阳相生相克，此消彼长。只有彼此之间保持平衡，才是最健康、最天然的状态。这种平衡，当然是一种动态的平衡。不是说它一成不变，只是说，即便暂时失衡，也需要采取措施纠正过来，再次达到平衡。否则，是要出乱子的。不管是世间万事，还是我们的身体，都是这个道理。

前些天一位老朋友打电话约我吃饭，说他的宝贝女儿——一位留洋回来的时髦女郎，这些天胃疼。他估摸着，估计是她天天喝果蔬汁的缘故，可是说她又不肯听，让我帮忙劝一劝。

我劝她也未必肯听，只能试试看。原来，这姑娘为了保持身材，也为了清肠排毒，每天晚上不吃饭，喝一大杯生的果蔬汁，已经坚持了有一段时间。

我跟她说："现在是大冬天，你这生果蔬汁太寒凉，容易伤了阳气，导致脾胃虚寒，所以胃疼。"她表示，第一，她已经喝了很久，一直相安无事，是最近才开始胃疼的；第二，她的外国同学和同事都这么做，毫无问题。

我回答她的问题：第一，你年轻，体内阳气原本比较充足，而阳虚也有一个日积月累的过程，现在是从量变到了质变；第二，你那些外国朋友，体质跟你不一样，人家是喝牛奶吃牛肉长大的，阳气旺盛，你不一样。初春的时候，我在美国要穿薄毛衣加外套，可人家外国的孩子，腿上只穿着一条短裤，你能跟人家比吗？

我自己从来不喝果蔬汁，而是直接吃水果和蔬菜，这也是遵循事物本身的阴阳平衡。只喝汁液，那是丢弃了"阳"的部分。如果你非要喝，大夏天阳气非常旺盛的时候，或者吃了牛羊肉等比较"热"的食物以后喝一些也就罢了。但不论季节、不分体质、不考虑身体状况，天天这么喝，肯定是不妥的。这不，阴阳失衡，肠胃马上就抗议了。我看她脸色发青、特别怕冷，明显有寒象。

像她这种情况，还只是小事。如果人体阴阳长期失衡，各种脏腑和器官都不能在良好的状态下工作，就会滋生出各种疾病。如果你置之不理，不能及时调整，时间长了，就是大病。

所以，大家不管是为人处世，还是养生，都要牢记"阴阳平衡"这个概念，将会对你这一生都有莫大的益处。

## 2. 阴虚生内热，阳虚则生寒

如果你的身体一直处于阴阳平衡的状态，那你压根用不到我们医生。但问题是，绝大多数人都做不到，我自己也一样，我们的阴阳随时会失衡。只不过，我一察觉就会马上补救，而你们不一定那么做。

阴阳失衡会怎样呢？基本上，它们俩就像是在玩跷跷板一样，你一头，我一头，初始状态是平衡的，一般高。但是，如果"阳"多"阴"少，就是"阴虚"；如果"阴"多"阳"少，就是"阳虚"。但是，这种多和少，可能是真的多，也可能是相对多。

什么意思呢？比如一个大汉，像李逵和张飞那样，天天大块吃肉大碗喝酒，寒冬腊月光着膀子也不怕冷，这就是真的"阳"多，阳亢；如果一个人，正在生病，身体很虚弱，体内的阳气水平明显不如常人，却还是出现了口干舌燥、五心烦热等"上火"的症状，这就是虚火。不是真的"阳"多，而是阴和阳都不够，真阴亏损，所以显得阳多。

所以，我不赞同大家一张口就是"我阴虚""他阳虚"，阴和阳要结合虚与实来考量。

总体来说，既然是"阴虚"，而阴代表湿润、寒凉那一面，那么身体里面缺了"水"的滋养，当然就容易上"火"了，所以阴虚容易生内热。你随意翻开一本中医学的书籍，都会告诉你，阴虚的人通常形体消瘦，脉搏微细，舌头瘦小，舌红少苔，两颧发红，嘴唇色赤，潮热骨蒸，眩晕耳鸣，少睡多梦，盗汗遗精，手足心热，烦躁不安，等等。

而跟它相对的"阳虚"，自然是说身体里面的那些物质不够。缺了"火"的温暖，身体当然会觉得"寒"，所以阳虚容易生寒。而阳虚的典型症状包括：面色苍白，嘴唇淡白，畏寒怕冷，四肢不温，完谷不化，精神不振，少气喘促，舌淡而胖，或有齿痕，脉象沉细，小便清长，大便溏薄，等等。

那么，阴虚阳虚就这么简单吗？当然不是。有人自己拿着打印的材料或者医书来找我，说自己对照过了，阴虚和阳虚的症状，自己好像都有啊？是的，要是掌握这些知识就能当医生，那也太容易了。除了阴虚阳虚，还有阴阳两虚。而且，还有气虚和血虚，我们要想分清楚，这时候就可以从寒热入手。

告诉大家一个简单的方法，想分清阳虚和阴虚，可以看寒热。气虚和阳虚最大的区别，就是有没有寒象，有寒象，那就是阳虚；而阴虚和血虚最大的区别，也是有没有热象。

分清了寒热以后，不管是用药还是食疗，就都可以对症调理了。但我还是要叮嘱大家一句，如果想自己调理，一定注意选药效非常平和的药材或食材。即便体内有火，你一盆冰水浇下去，身子骨也是经受不起的。

## 3. "三看"，帮你辨清自身寒热虚实

中医看诊讲究"望闻问切"，想要辨清自身的寒热虚实，你不需要把脉，也不需要很专业的医学知识，我在这里教给大家一个简单的方法，让你只需"三看"，就知道自己到底是寒是热，是虚是实，以便对日常生活习惯作适当的调整。

第一，看你更爱喝热水还是冷水。有的年轻小伙子，特别爱喝冷水，不是他们不能喝热水，而是喝了凉水会觉得非常舒服。这种人，通常都是体内有热，而且是实热；很多女孩子或者老人，特别喜欢喝热水，一杯热茶下肚，觉得全身都是舒坦的，通常这就是寒性体质。

第二，看你的手脚是凉还是热。一般来说，由于寒性体质的人代谢得比较慢，体内产生的能量少，气血往往不足，所以他们的手脚往往夏天也是冰凉的；而热性体质的人代谢旺盛，产生的能量多，所以一年四季都不怕冷，冬天手脚也是温热的。

第三，看你的精神状态。如果一个人面色苍白、萎靡不振，动不动就觉得非常累，那么通常都是有寒；而如果一个人面色潮红、精神亢奋，老是跟打了鸡血似的，往往是有热。

这第三点，跟"虚"与"实"密切相关。虚跟实的区别是什么呢？我们都知道"虚"不好，得补，那是不是"实"就很好呢？不是的。虚实是根据体内的能量来判断的。那些声音洪亮、面色红润、老喜欢喝冷饮、精力旺盛的人，往往就是"实"，他们的能量过剩；而有气无力、萎靡不振的就是"虚"，体现为能量不足。

所以，虚往往跟寒连在一起，而实则跟热连在一起。不管是实还是虚，都不好。最好的状态，还是不冷不热、不实不虚，阴阳平衡。

寒跟热也不是那么绝对的。比如之前有患者找我来看感冒，感冒这种病，除非老人孩子，否则很少有人来找我。而这是个年轻人，所以我就印象比较深刻。据他描述，自己经常感冒，平日里冬天非常怕冷怕风，一冷就四肢冰凉。可是夏天又非常怕热，手心冒汗。问我自己这是寒是热。我说，你这是虚。

现在的人，虚的占大多数。为什么呢？因为我们几乎家家户户都有冰箱，一年四季都能喝到冷饮，夏天更是喜欢吃冰西瓜、冰镇饮料，哪里的商场都有冷气。一个夏天过去了，可能一滴汗都没出过。到了冬天呢，又爱美，不肯穿太厚，腿和脚踝都在外面露着，这些都是在伤阳。

与此同时，很多人熬夜、纵欲、思虑过多、饮食不节等，这些行为都会伤阴。

所以，如今那些毫无顾忌的年轻人，会既伤阴又伤阳，既怕热又怕冷，因为他们体内正气不足。正气不足就容易给邪气机会，所以身体三天两头出毛病。幸亏他们年轻，身体底子好，但是持续下去一定是不行的。所以，不管你是年轻气盛，还是年老体衰，都要经常判断阴阳的状态，及时给它最喜欢的养护，这才是对自己和家人负责任。

## 4. 调和阴阳其实很简单：损其有余，补其不足

不管是阴虚还是阳虚，都不可怕，可怕的是你压根不把它当回事。真正平和体质的成年人是极少见的，连我自己也不敢保证，我只能说，尽可能让自己的身体接近一种平衡状态。其实不平衡也不用担心，调和阴阳并没有那么麻烦，大家只需要掌握两个原则就可以。

第一个是"损其有余"，它的完整表述是"损其有余，实者泻之"。具体做法有两个："寒则温之，热则寒之。"这个道理很好理解，体内觉得寒

冷，你就要给它加热，温暖它；体内有热，那就降降温，让它变凉快。

举个最简单的例子，麻辣火锅吃过了以后，嘴巴长泡、嗓子发炎，你知道上火了，体内有热，自己乖乖找了点儿桑叶、菊花、板蓝根之类的清热药物喝掉。这就是"热则寒之"。

同理，出门穿得太少，着凉了，眼看就要感冒发热，你赶紧裹上厚衣服，还给自己煮了碗红糖姜茶来祛寒，这就是"寒则温之"。

不管是"寒则温之"还是"热则寒之"，这都是"损其有余"的做法。也就是说，在阴或阳偏盛的情况下，因为"多出来了"，所以要减少掉多余的部分。而且它们是"过剩"的，是"实证"，所以才用这样的方法。

大家要注意，这种调和阴阳的方法，只适用于实热证、实寒证。阳盛则热，阴盛则寒，重点在"盛"，都是"过量"的状态。

在这种状态下，如果只是阳盛，阴并没有虚损，就可以"损其有余，热则寒之"。但是，假如阴有虚损，在"热则寒之"的同时，还要益阴，既要把不足的阴气补起来，还要把多余的阳气泻下去，这样才可以。

第二个原则是"补其不足"，它完整的表述是"补其不足，虚者补之"。这种情况适合于虚证。什么意思呢？阴或阳偏衰、虚损不足，都是虚证。

如果由于阴虚，所以不能制阳，从而导致阳亢，也会生热，但生的是虚热，这时候治疗，不能清热去火，而是应该滋阴抑阳，通过补阴来去火。

如果由于阳虚，不能制阴，从而导致阴盛，这就是"虚寒"。很多人爱吃冰棍冷饮，往往出现脾胃虚寒。对于虚寒这种证，不能用辛温发散的药来散去阴寒，因为它实际上是阳不足，而不是寒有余。不适合泻，而应该补。所以这时候，得扶阳益火，让阴寒自己消退。这就叫"阴病治阳"。

虽说调和阴阳的原则非常简单，很好理解，但一定要注意辨别虚实。同样是体内有热，上火了，如果是实火，就得泻；如果是虚火，就得养。这一点一定要记清楚。

## 5. 一蔬一饭，搭配好则阴阳平衡

我本身不是研究营养学的，但熟悉我的人总爱找我咨询食物搭配问题。我不给大家制定营养食谱，而是给他们讲讲理论，授人以鱼不如授人以渔嘛。

在我看来，能吃什么不能吃什么，吃什么更好，怎样烹饪，归根到底就是讲究一个"阴阳平衡"，这是中国饮食文化的精髓。为什么呢？因为天地分阴阳，动物、植物本身也分阴阳。公鸡母鸡就不说了，果子也分的，你看看脐橙，那个"肚脐"部分突出的，就是雄性，阳；凹进去的，就是雌性，阴。有些植物我们分不出来，只是我们认识不到，不代表它不分。

中医会给各种药材划分性味，食物也一样的。有的吃多了会上火，比如辣椒、羊肉；有的吃多了闹肚子，比如海鲜、西瓜。这些道理大家都知道，但我们往深层次想一下，分析一下原因，就可以对自己的日常饮食进行规划。

比如，夏天成熟的水果一般都是寒凉性的。举个例子吧，西瓜，喜欢长在沙土地上，大夏天，一个个西瓜在干旱的土地上，被毒辣的太阳暴晒。为了应对外面旺盛的阳气，它自己长出了阴性的成分。但西瓜是圆的，总有一面晒不到太阳。你会发现，晒不太阳的那面就没有别的地方甜。这就是阴阳的明显差异。

当然，同一种食物，也分阴阳。比如蔬菜，正面是阳，背面是阴。想要提醒大家的是，很多食物虽然本身分阴阳，但它自身也是一个阴阳平衡的个体，所以不建议大家削皮去筋，过度加工。并且，我只吃蔬果，不喝果蔬汁，正是为了让我自己吃进去的食物，达到一种平衡的状态。

另外就是烹调的时候，各种烹饪方式都是借助水和火这一阴一阳。原始人可能吃生肉、生菜，什么都是生的，为什么我们今天不行？不是因为不好吃，而是原始人动得非常多，动为阳，他们阳气很足，就可以多吃阴性食物。而你呢？你从小到大不是坐在教室里上课，就是坐在办公室里处理文件，阳气不足，再经常吃阴性食物，身体肯定受不了。

　　为什么老人和脑力劳动者做饭不能放太多盐，而干重体力活的人就要吃咸点儿？因为盐的阴性很强，老人和很多脑力劳动者阳虚，所以不能放多。为什么做海鲜一定要放葱、姜、蒜，就是为了用阳性来中和阴寒。西南边陲爱吃辣，因为那里湿气重，属阴，要用辣椒的阳性去湿。为什么现在全国人民都爱吃辣？因为很多人都阳气不足，就想要吃辣。

　　真要讲究起来，有些菜适合白天做，有些菜适合晚上做。比如熬鸡汤，晚上熬更好，因为要借助夜间的阴气。否则，鸡是阳性的，你放进去的葱、姜、蒜也是阳性的，火更是大阳，只有水是阴的，而凉水变成开水的过程，阳性也渐增，这样熬出来的鸡汤，火性有点儿大。体内虚寒的人喝，没问题；但你要是身体健康，就容易上火；要是你本身就有内热，那更麻烦。

　　我们平时做饭，也讲究不了这么多。但我还是希望，大家平日吃东西的时候，心中有一个阴阳的概念，这样才不会浪费食物，也不会糟蹋身体。

## 6. 最好吃与最方便的扶阳之物

　　如果非要用今天营养学的语言来解释"阳"，那我会选择"能量"，中医的阳气大概可以说成是生命能量。正所谓"动生阳，静生阴"，"阳光处为阳，阴凉处为阴"，现代人晒太阳越来越少，体力劳动越来越少，阳气也越来越不足。

　　当然，这也是没办法的事，古代的医生还要东奔西跑，我现在也只能坐在屋里，这也是社会发展的一个趋势。我们改变不了大势，只能从自身做起。既然阳气不足，就多吃一些助阳温阳的食物。这里我给大家介绍两种很常见、效果也很好的食物。

　　第一个是韭菜，而且要是春天的韭菜，最好是阴历二月的韭菜。夜雨剪春韭，春天的韭菜又肥又嫩，不仅口感好，扶阳的效果也好。俗话说"一月葱二月韭"，阴历二月，我国大部分地区天气还是非常寒冷的，在寒冷气候下生长出来的韭菜，自身温阳的功效就更好，也就担得起"壮阳草"的名声了。

中医认为，韭菜辛，温，入肝、胃、肾经，有温阳下气、宣痹止痛、治疗噎膈等功效。我们一般取它温阳之功。经典的韭菜炒鸡蛋，或者韭菜炒核桃、韭菜粥，都是不错的选择。尤其这个韭菜粥，是有来历的，李时珍的《本草纲目》专门有介绍。

大家取新鲜韭菜30～60克，粳米60克，盐少许。先把粳米煮粥，煮的过程中把新鲜韭菜洗净，切成小段。等到粥煮得差不多时，加入韭菜和盐，再稍煮一会儿即可出锅，趁温热服用，有补肾壮阳和健脾暖胃的功效。

所以我们能看到，韭菜之所以在春天吃最好，不仅因为能温阳，还因为可以健脾胃。春天是肝气非常旺的季节，肝属木，木克土，而脾属土，所以春天脾胃的运化功能容易受影响。这时候，吃点儿韭菜，既温阳了，又能增强脾胃之气，确实是很好的选择。

第二个是羊肉，最好是冬天的羊肉。虽说现在的食物都不分节气，一年四季都可以吃到，但毕竟还是有区别的。我们人类秋收冬藏，动物也一样，所以冬天是牛羊膘肥体壮的时候，一年的精华都被它收藏起来，藏在身体里。这时候再去吃肉，营养成分比其他季节都好。

在中医看来，羊肉甘，温，入脾、肾经，可以益气补虚，温中暖下。它能温养肾阳，也更适合在冬天食用。羊肉比牛肉更温热，所以历来都把它作为补阳祛寒佳品。

因此，冬天的时候，年老体弱或者阳虚怕冷的人，都不妨吃点儿羊肉。如果是虚寒比较严重的，还可以把羊肉和一味叫肉苁蓉的中药一起，煮成苁蓉羊肉粥，补肾助阳、健脾益胃的功效会非常好。

此外，不管是韭菜还是羊肉，一切有助于温阳扶阳的食物，体内有宿热，或者外感时邪的人，都不适合吃。

## 7. 这三种白色食物，最适合女性滋阴

我们生活的这个年代，大多数人都既阳虚，同时又需要补阴。因为跟古人相比，我们普遍睡得晚。白天属阳，晚上属阴，所以到了晚上，我们的身体也就要顺应夜晚的阴气，安安静静地休息，可是我们很多人半夜三更还正兴奋着，这就会过量消耗身体里的阴液。

再加上我们做什么都要求更快更好，生活压力与日俱增，五志过极，也会使阴液暗耗，从而造成阴液亏少。而且，随着年龄增长，我们体内的阴精也会减少，这都需要我们注意滋阴。尤其是女性，和男性的阳刚相比，女性本来就"阴柔"。再加上女性这一生要经历月经、生产等，血属阴，所以滋阴就显得更有必要了。

一般来说，能滋阴的食物，口感都是滑滑嫩嫩、水分很多的。大家能想到，我们日常生活中的什么食物滋阴效果很好吗？

我相信很多人都能猜到银耳。没错。众所周知，燕窝是滋阴润燥的名品，但从性价比来看，我更推荐银耳。我想用不着我多说什么，它滋阴润燥的效果很好，还不寒凉，价格又划算，你没有理由拒绝它。

然后我要推荐的滋阴食物是百合。银耳性平，味甘、淡，没有什么寒凉之气，而百合则味甘，性寒。它稍微有那么一点儿苦寒，但不严重，当你体内有一点儿虚火的时候，尤其是肺燥有虚火时，用百合最好不过了。百合既可以很好地润养，它那种清透的气又能慢慢地帮你把火收掉。所以虚火不厉害的时候，用冰糖炖百合特别好。

大家平日自己食补的时候，银耳的量可以不限，因为银耳本来就性平。百合的量大家注意控制一下，不要太少，10克以下太少了，量太少会起不到效果。基本上，煮粥或者做甜品时，二三十克的量就差不多。当然，我说的都是干品的分量。

接下来我要推荐的食物是梨。大家都知道咳嗽的时候可以炖梨吃，来滋

阴润肺。梨的性味是凉，甘、微酸。大家注意，它的性味跟以上两味略有不同，"微酸"，所以能生津止渴；"凉"，所以能润燥，清热，化痰。因此，梨子适合热证。

所以，日常调养的时候，我们通常选择银耳和百合，但是遇上一些不严重的热证，就可以用梨子来治疗，比如咳嗽痰多、口干舌燥、便秘等上火症状，都可以用梨子来滋阴降火。

当然，这也就意味着，如果你体质虚寒，或者体内有寒，是不适合吃生梨的。不过，加上其他材料蒸熟以后就不同了。比如，寒咳时，用川椒加上冰糖一起炖，既祛寒又润肺，效果也非常好，这里的梨子就是取其滋阴润肺的效果。

大家在日常生活中，可以根据身体具体情况进行选择，总能找到适合你的滋阴佳品。把日常饮食做好了，就是在为抵御疾病、延缓衰老积蓄力量。

## 8. 此物水火既济，最能调和阴阳

有一年秋天，我接到一个晚辈的电话，小姑娘带着哭腔说自己肚子疼得厉害，是不是过敏了，会不会毁容。我让她别慌，把情况讲清楚。听完以后我放心了，开始笑话她："你还中文系的呢，没读过《红楼梦》么，林黛玉是怎么吃螃蟹的？"

原来，她跟同学一起出去吃饭，年轻人胃口好，一口气吃了十多只螃蟹，回去以后就开始肚子疼。她本身就阳虚，手脚冰凉，也不听话，从来不肯注意养生。我们都知道，螃蟹是寒凉之物，她吃了那么多螃蟹以后，自身的阳气化不开这种阴寒，使得中阳受遏，寒凝气滞，而寒主收引，不通则痛，所以胃部会冷痛。

林黛玉吃螃蟹的时候是怎样的呢？她不但要蘸上姜汁，还要喝口温烧酒，把寒凝散开。

前面我们讲过，我们吃东西，讲究的也是阴阳平衡，吃螃蟹配姜汁，辛辣的川菜或火锅搭配酸梅汤或西瓜，这都是为了调和阴阳。那么，有没有什么食物既能养阳又能养阴呢？小姑娘问我。当然有，我给她推荐的是桑椹，这里也给大家介绍一下。

我们知道，在五脏和五行的对应中，心属火，肾属水，俗话说"水火不容"，很少有什么食物或者药物能够同时水火兼顾的。但桑椹就做到了，中医说它味酸、甘，性寒，无毒，入心、肝、肾经，具有补肝、益肾、息风、滋液等多重功效，既可滋阴养血，又能补肝益肾。

提到黑发和明目，大家可能想到黑芝麻、何首乌等，桑椹也有同样效用，因为它可以补益肝肾的阳气。凡是先天不足或者后天肝肾亏损，又没有严重到需要吃药的人，就可以用桑椹来强肾补阳。

对于阳气不足、阴气也虚损的现代人，我比较推荐桑椹，阴阳一起补了。

由于桑椹不像鸡蛋，一年四季都有，它有节令的限制，所以除了在桑椹成熟的季节吃新鲜的之外，我们还可以进行加工，做成桑椹膏、桑椹酒等。

做法也都很简单：桑椹膏是把新鲜桑椹洗净后捣碎，放在锅里，水烧开后换成小火慢慢熬，熬到水剩一半的时候，关火，晾凉后调入蜂蜜就可以。而桑椹酒是把桑椹和白酒按照适当比例泡制。这样一来，大家就可以让自己一年四季都能享受桑椹带给自己的好处了。

# 二、气不虚，血不瘀

## 1. 气血如同夫妻，和睦才会兴旺

中医有句话说"气为血之帅，血为气之母"，我倒是觉得，气和血更像夫妻，二者一阴一阳，不离不弃，多像夫妻啊。而二者只有关系和谐了，才能保证我们经络通畅，身体健康。也就是所谓"气血失和，百病乃变化而生""气血充盈，百病不生"。

对于血，大家都知道它很重要，人要是受了重大外伤，一直流血，失血过多就没命了。那是因为血相当于全身各脏腑组织的"粮食"，就像吃的饭、喝的水一样，起到营养和滋润的作用。任何部位缺血，都会影响到正常的生理功能，最严重的，就是失去功能危及生命。

而气呢？虽然它好像看不见，摸不着，但是"人活一口气"，我们是一刻也离不开它的。一旦气不再运动，也就意味着我们的生命终结了，比失血更可怕。

气和血对我们的生命都非常重要，在日常养生中，它们的关系更为重要。因为一般情况下，气血都是在我们体内尽职尽责工作的，不至于罢工，只是，如果气血不和谐，就容易出现或大或小的问题。

比如说，气能生血、行血，还能摄血。如果你因为一件事情特别生气，大发脾气，气得满脸通红，头发都快竖起来了，那么这时候体内气的运行一定发生了逆乱，肝气上逆，由于气能行血，它会推动着血跟自己一起走，所以血也跟着气来到头面部，也就出现了面红耳赤的现象。这叫作血液妄行，治疗的时候你也得从气上入手。

再比如，我治疗过一位严重痛经的患者，每次来月经都能疼得冒冷汗，直打滚，而且经血量很少。她看到经血量少，就觉得自己贫血，要给自己补血，于是双管齐下，补铁补血的保健品和各种补血粥、乌鸡白凤丸、阿胶之类的，全都吃上了。但是，好几个月过去了，也没有缓解。

我给她把了把脉，看了看舌头和她的气色，明显是寒凝血瘀，阳虚引起的。要想治疗，得化瘀，也得补气。如果没有先化瘀，只是一味补血，那不是给自己更添堵吗？而原本就气虚，推行不了那么多血，不去补气只补血，肯定会加重这种不平衡。

我们身上的很多疾病，都是气血不平衡引起的。只要让气血旺盛，并且平衡了，想要年轻、健康、长寿，那还不是很轻松的事？只不过，很多人在补气血的时候往往犯错误，觉得贫血就一个劲补血，觉得有气无力就拼命补气，这当然也是必要的，但我们需要时刻记得：两者的关系才是关键，两者的平衡才是根本。

## 2. 胖人瘦人，补气补血有讲究

如果我们的身体的气血处于一个非常平衡的状态，那么整个人应该是不胖不瘦刚刚好的。现实往往是，我们要么气虚，要么血虚，要么两者都虚。

不管是气虚还是血虚，只要其中有一个不足，由于气血的平衡被打破了，都会引起身体不适，也都会影响到另一个。比如，当我们气虚的时候，虽然血不虚，但是血需要靠气来推动，从而到达身体各个地方，因此气虚也会表现出一些血虚的症状；而血虚的时候，气没有血作为基础，没有地方安身，就会变成身体里的邪火。

只不过，虽然双方都会受影响，但终究是有所侧重的。而通过这些表现，我们就可以大致判断出一个人体内缺少什么，从而有针对性地补充。

比如，如果一个人气虚，往往会少气无力，整个人无精打采、疲乏无力、气短懒言、食欲不振、头晕目眩、面色苍白，因为体内缺少温暖的动力，阳不足；如果一个人血虚，往往会心悸失眠、形体消瘦、皮肤干燥、面色萎黄，因为身体各器官组织不能得到足够的营养和滋润，阴不足。

除了这些判断标准，大家还可以根据体型来确定自己缺什么。很多人可能听过一句话"胖补气，瘦补血"，为什么呢？因为胖人中气虚的比较多，而气虚也往往是肥胖的真正原因。为什么那些比较胖的人，爬个台阶、跑上几步就气喘吁吁？不是因为他们身上肉多，消耗能量多，而是因为体内气不足。

"可是为什么胖人气虚呢？难道肥胖不是因为体内营养过剩吗？"有患者曾经这样问过我。那么大家有没有想过为什么他们营养过剩呢？有的人喝口凉水都能长胖，有的人吃多少都没关系，归根结底，肥胖不是因为你吃了多少，而是你消化了多少，留下了多少。脂肪是什么？就是未能被分解掉的垃圾。

古人把肥胖者分为四类，"脂人"气虚，这种人一般胆子小；"肥人"阳虚，这种人一般怕冷；"膏人"痰湿，往往有肿眼袋；"肉人"湿热，急躁易怒。而这几种胖人，其实都是气虚。因为气虚得严重了，就会变成阳虚，而体内有痰湿或湿热，又会阻碍气的运行，造成气虚。

所以，如果你体型比较肥胖，不管是哪种类型，都要注意补气。只不过，不同原因造成的气虚，有不同的调理方法。不同原因形成的胖子，也有不同的减肥之道而已。

如果你身体消瘦，则要注意补血。因为血虚常是消瘦的真正原因。为什么呢？血虚了，气就显得旺，气有余则化火，火旺了，会让人体的新陈代谢功能处于一种亢奋状态，不仅会将该分解的分解掉，还会把不该分解的也分解掉了，人就显得消瘦。

当然，瘦人也分不同类型，有的是骨骼细小，从小就很纤弱，体力比较差的纤弱型；有的是身体偏干瘦，脸色无光泽，消化能力差的消化不良型；有的是精力旺盛、怎么吃都不会胖的代谢率高型；有的是体力脑力消耗大、食欲不太好的劳碌型。不管是哪种类型的瘦人，往往都是体内有火、血虚，得补血。

## 3. 人有瘀血，身体上就会有表现

"血瘀"的意思不难理解，意思是血瘀积起来了，其实也就是血液流通不畅，或者缓慢。它的原因有很多，可能是离经之血导致的，也可能是气虚或者气滞导致的。对于很多人来说，体内的瘀血都是气与血长期不和所产生的病理现象。只是，它的外在表现症状不像咳嗽、发热那样剧烈，让你觉得非得早点儿治好不可，于是被很多人忽略了。结果就是，血瘀的现象越来越严重，身体状况越来越糟。

那么，有没有哪些现象可以清楚地告诉你自己身上有瘀血？当然有的，而且有很多，我建议大家最好能记住一些，一旦发现有苗头，就早点儿解决。我们现在束手无策的很多重大疾病，都是这些小毛病日积月累形成的，你对它们不能不重视。

瘀血停留的位置不同，症状也不同。如果瘀血在皮肤下面，就会长斑；如果瘀血在肌表经络中，就会出现很多红血丝；如果瘀阻在肝脉，会看到腹部青筋外露；如果瘀阻在下肢，那么小腿会出现很不好看的青筋，甚至蜷曲成团；如果是女同志，瘀血在小腹部，就会痛经，甚至经闭。

我的一位患者，找我的时候，主诉症状是严重月经不调，经血量特别少，怀疑自己要绝经了。她才四十来岁，不该这么早绝经的。我又了解了一下情况，她近些年一直痛经，一番望闻问切以后，我得出了结论，她这是明显的气滞、寒凝、血瘀。

我跟她说："我看你脸上的斑挺严重的，女同志都爱美，你就没有想办法治治？"她委屈极了："哎呀，您可不知道，这些年我花了多少钱美白祛斑，都没用。"我又问她："你就没想着去看看医生？"她说："没有啊，长斑又不是生病，是防晒工作没做好。"

"谁告诉你不是生病？"我跟她说，"你瞧，你这左脸上的斑明显比右脸多，你总不能说是你左脸晒得比右脸多吧？中医认为，人的肺气降于右，肝气升于左。也就是说，如果你左脸上斑点比较多，说明是肝气郁滞，导致的血瘀，于是就出现了斑点。如果是右脸上斑点多，那说明是肺气郁结导致的。"

不同成因，治疗方法也不一样，我们中医最伟大的地方就在这里，"头痛医脚"，同样是脸上有斑，同样是血瘀，但有的我们会疏肝，有的会宣肺，就是因为病因不同。

大家可能做不到判断自己到底是因为什么导致血瘀，但还是可以掌握一些基本常识，弄清楚自己有没有血瘀。对医生来说，舌紫黯，脉细涩，这是瘀血的常见之象。大家不会把脉，可以看看这些症状：面部色素沉着、黑眼圈、黄褐斑、皮肤紫绀斑或粗糙、口唇爪甲紫黯、身体某个固定部位有刺痛或绞痛感，女性痛经、经色发紫夹有血块、闭经、舌紫黯或有紫绀斑点等。

如果发现自己身上有这些症状，大家也别随便吃活血化瘀的药，因为它们虽然症状相同，但病根可能不同，最好去咨询医生，早点儿让气血重新通畅起来。

## 4.气血双虚，喝点儿当归熟地羊肉汤

有人气虚，有人血虚，一开始可能是单纯的某一方面不足，但如果我们一直不理会，时间长了就会引起气血两虚。

不管是因为久病消耗，气血两伤；还是先有血虚，气随血耗；或者气虚不能生血，凡是出现气血两虚，那么这个人的身体一定是很弱的，要么风一吹就倒，要么凡有流感之类的疾病必然躲不过，要么就是稍一上火就浑身难受。说到底，正气不足，邪气易犯。

　　怎么办呢？肯定是要扶正气，补养气血。这里就给大家介绍一道气血双补的药膳，当归熟地羊肉汤。当归和熟地都是中药材，比较常见，药店里很容易买到，现在我来讲讲为什么推荐它们。

　　先说当归，它是众所周知的妇科圣药，调血养血的四物汤中第一味就是它。它疏肝养血、升达木气的效果很好，既能养血也能活血。因为它既有润养之气，也有升达之气。

　　用过当归的人都知道，它的药味非常浓，因为它的气很足，要是有气滞血瘀的现象，它能帮我们推动血气流通，效果很好。但是，这个过程也会消耗我们体内的气血，所以要配上熟地黄，加强滋养的效果。熟地黄滋阴的效果非常好，不管是肝血虚还是肾阴虚都可以用熟地黄滋养。而且，当归气急，熟地黄气缓；当归活血，熟地黄滋阴。它们两个是非常好的一对搭档。

　　那么，这道药膳应该怎么做呢？大家需要准备的食材有羊肉700克，当归3片，熟地黄30克，干的红枣10克，姜10克，盐适量。如果气虚现象比较严重，还可以加上黄芪30克。把洗净的羊肉切成小块，用开水焯一遍去掉血沫；锅中重新放水，加羊肉块和所有药材，大火烧开后转小火，炖煮3小时左右，然后放入盐调味，再煮15分钟即可。

　　为什么我不主张放太多当归呢？因为当归升发的力量很强，如果长期用、大量用，容易消耗阴精。如果是气血非常虚弱的人，可能经受不起，所以我不建议大家放太多。而熟地黄就没关系，它的性味比较和缓，可以适当多放一些。

　　在冬天和初春吃这道药膳，是最好的时节。熟地黄补血滋阴，又能补精益髓；当归补血和血，止痛润燥；而羊肉可以益气补虚，温中暖下，帮我们养阳。三者同用，养肝益肾，能够气血双补，对于因为气血不足而导致面色苍白或萎黄、头晕目眩、四肢倦怠等症状的人群尤为合适。

　　需要提醒大家的是，这道药膳滋补效果比较强，适合气血两虚的人，而身体健康者平时不要擅自用它补养，另外内有宿热者也不适合食用。而且，它不适合长期食用，毕竟是药膳，力量越强，见效越快，越不适合长期食用。

## 5.汤中加上它，气虚去无踪

简单来说，中药可以分成两类：一类是祛邪的，治病的药都属于这种；而一类是扶正的，就是让人体自身的正气更强，这类通常都是补益性的药材，其中效果最好的就是人参了。

人参的药效是补气，补五脏之气，大补元气。野生的人参，长得非常慢，长了很久才攒下那点儿气，被你一口吞下去，能不大补元气吗？要说起补气，人参自认第二，恐怕没有谁敢认第一。自古以来，人参都是名贵的补益药材，这绝对不是浪得虚名。

只不过，由于人参分很多种，有些名字带"参"的，其实根本不是真正的人参。还有一些人工种植而且年份短的，药效不好。由于市场上鱼龙混杂、良莠不齐，也就影响了人参的名声。

比如，古代说的党参，那是产在上党地区的一种人参，现在已经绝迹了。我们今天说的那种党参，是桔梗科的，而人参是五加科的，它们根本不是同一物种。

而很多生晒参，三年就长得又粗又壮，拿出去卖了，因为产量高所以便宜。但野山参长到五六年，也才只有小手指那么粗，药效肯定更好，价格当然也贵。

很多人说，怕吃了人参会上火。其实好的人参，它的味很淡，甜甜的，润润的，是一种非常干净细腻的气，不容易上火。尤其是六年以上的人参，没有了虚浮之气，滋养的效果更好。而十二年以上的人参就有这种效果，它的药气能直达五脏六腑，能非常迅速、有效地补养五脏之气，吃了不会上火，因为它能养阴气。

作为扶正类的药材，你说人参能治什么病呢？好像说不清楚，但它能急救，救命。以前东北很多老猎人或挖参人，都会给自己留一根半根年份久的野山参，紧急时刻，比如大出血、失血过多或者极度虚弱的时候，切一片含在嘴里，能续命的。人参的效用有多强，可见一斑。

我们日常补养，不是救命，也用不着那么好的人参，否则经济负担太重，但还是尽量选择年份久远一些的，最好是野山参。选择芦头长、人参主体小而圆、参须细疏、珍珠点明显的。

如果你是明显气虚的人，平日炖汤的时候，尤其是秋冬进补炖汤时，可以加一点儿人参进去。当然，平时也可以喝一些参茶，这时候一定注意要盖上杯盖。

至于用量，成人一般6克就可以了，不建议给孩子食用。炖汤喝的话，药效来得比较快，适合气虚的中老年人。如果只是平时补养，也可以磨成粉做丸药，或者泡茶。

在这里我想要提醒大家，除了选好人参，还要注意保持其完整性。挖参的人为什么那么小心翼翼，生怕弄断了一根参须呢？当然是因为越完整越能卖上价钱，因为人参的主体提供药气，但这种气很容易耗散掉，需要有一种力量把它守护在体内，这就要靠参须了。

虽说"人参杀人无过"，但人参也不能滥用，如果体内郁结很重，就不能用人参。否则，一股新生的、力量很强的气在身体里乱窜，容易出意外。所以，一般来说，气虚、体虚而郁结不重的人，才适合用人参补气。

## 6. 这一碗粥，赛过乌鸡白凤丸

女性朋友们对乌鸡白凤丸应该不算陌生，它是一种补气养血的中成药，很受欢迎。很多女性出现月经不调的时候就喜欢吃一点儿，用来调经。

我曾经有一位女性患者，她自己总吃乌鸡白凤丸，当女儿跟她说自己月经不调时，她就让女儿也吃。可是吃了一段时间，女儿说没效果，她这才带着女儿看医生。

我跟她说，她犯了两个错误：第一是女儿年龄太小，才十六七岁，月经有问题也很正常，跟成年人不大一样；第二是不弄清楚病因，就不分青红皂白地吃药，就不怕吃出毛病来吗？

她这个女儿，体形偏胖，一看就是营养过剩，压根没有气虚血虚的情况，所以不需要用乌鸡白凤丸来补益气血。这个姑娘的毛病在于，体内有很重的痰湿，如果一味补气血，只会加重痰湿，那是典型的雪上加霜。

所以我让她赶紧把药停了，我给她制订了调理方案，而且也叮嘱这位妈妈，以后千万不能擅自服药，哪怕是中成药。对于身体经常出现的毛病，要么看看医生，把病根除掉；要么用药膳调理，虽然见效慢，但更安全也更持久。

这里我也想提醒广大经常服用乌鸡白凤丸的女性，如果你想要补益气血，可以试试我给这位妈妈推荐的食疗方，猪肝菠菜，可以炒菜，也可以做成粥，只要把这两者搭配起来用就可以，但我还是更推荐粥。

这其实也是一道非常经典的食疗方了，历史悠久。这两种食材本身的营养就很好，各有所长，而且两者的搭配也非常好，营养互补。

我们先说猪肝，中医认为猪肝能够补肝明目、养血补血，至于原因，要是我说"以形补形"，很多人可能会有异议，所以我就不讲中医的道理，看看西方营养学的说法。由于猪肝含有丰富的铁、磷，而这些都是造血的必需原料，所以猪肝就有了补血的作用。

至于菠菜，它也可以养血止血。由于菠菜根部的维生素K在叶菜类中最高，所以止血效果出色；而丰富的类胡萝卜素、抗坏血酸有助于补血。中医认为青色入肝，作为绿色蔬菜的菠菜，对于补养肝血是非常有益的。

二者的搭配，不仅能够便优势叠加，还可以劣势互补。猪肝作为解毒器官，可能会有残存的有毒成分，而菠菜含有丰富的纤维素和维生素，可以帮助排出猪肝中的有害成分。它们同食，就可以很好地补肝养血补虚。

它的做法很简单，猪肝、粳米各50克，2把菠菜，葱、姜、盐、胡椒粉等适量。先把米淘洗干净，正常煮粥；猪肝切成片，飞水后捞出，冲净血沫并切成小块；菠菜洗干净后焯水，切成段；姜和葱切成丝备用，等到粥煮得差不多时，加入猪肝块、菠菜段、葱丝、姜丝、盐、胡椒粉等调味，稍煮片刻即可关火。

大家需要注意的是，菠菜一定要在开水中焯一下，而猪肝食用之前，最好在自来水下面冲洗10分钟，再放水里浸泡30分钟，而且一定要煮得足够熟才好。

## 7. 贫血的"黄脸婆"，它让你面若桃花

如果你是一名贫血的女性，一定不能不知道这道妇科养血第一方——四物汤。把当归、熟地黄、川芎、白芍按不同比例配制，就能发挥不同的功效。它们能够针对不同症状，但有一个共同功效，那就是补血养血，四物汤真的是女人必备之方。

当归和熟地黄之前我们讲过，当归养血活血，熟地黄滋阴补血，它们俩一个气急，一个气缓，是非常好的搭档。那么为什么还要加上川芎和白芍呢？

川芎是活血行气的，它的气跟当归比较接近，但它的气淡一些，散得快一些，更急。也就是说，它没有当归劲儿大，但是胜在速度，跑得快，那么升发、发散的效果也就更好。如果你阴血亏虚，川芎可以少放一些，因为它发挥药效的时候要消耗比较多的气血。

而白芍，和当归相反，它滋阴，是阴凝之象，可以止痛，对于内郁、虚热引起的痛，白芍可以止住。单用白芍容易伤脾胃，因为它偏阴寒一些，所以要跟其他药物搭配。

这四味药物放在一起，熟地黄能够补血填精，白芍可以滋阴养血，当归能补血活血，川芎是活血行气的，它们本身都可以很好地养血活血，放在一起又有叠加效应。

而且，其中的熟地黄、白芍药性比较阴柔，而当归、川芎是发散之象，它们动静相宜，能补血，又能行血，可活血，又不伤血，所以才能成为妇科圣方。

即便是妇科圣方，各味药材的配合已经达到尽可能完美的境界，毕竟个人体质不同，不存在适合所有人的方子。而四物汤的好处就在这里，它非常灵

171

活，各味药物可以酌情加减，甚至减掉其中的一两味。

比如，四味药材的标准配方是当归10克，熟地黄12克，白芍12克，川芎6克。但是具体服用的时候，医生会根据大家各自的体质有所增减。

举个例子，假如是血热的人，要减少川芎的用量；假如是虚寒体质的女性，可以用熟地黄，但热性体质的女性则要用生地黄；假如是既需要补又需要清热的女性，可以生地黄、熟地黄各半；假如血虚较为严重，可以增加熟地黄、当归的量；假如多用当归、川芎，减少白芍的量，可以治疗月经量少等。而且增加一些药物，还能变成其他方子，比如桃红四物汤之类。

如果我们不清楚自己的体质，可以按标准方子来，想要效果更好，可以咨询一下中医，看是否需要调整方子。单让大家喝四物汤，可能不太好喝，所以我给大家推荐四物排骨汤。

药材的分量，就以标准方子为例，加上猪肋排400克，米酒100克，盐适量。烹饪的时候，跟你平时炖排骨一样，在放排骨的时候，就把药材也一起放入冷水锅中炖，倒入米酒，大火煮开后转成小火，炖90分钟左右，加入盐调味即可。

对于女性来说，这道药膳可以很好地补血调经、养颜润肤。对女性来说，则可以补中益气，不管是日常进补还是调理身体，都是不错的选择。体质虚寒的女性，还可以把排骨换成乌鸡或者羊肉。需要提醒大家的是，一定要冷水放药材，而且女性一定要在生理期完全结束以后再服用，免得经血量过多。

## 8. 气血不足的人，一定试试"五红汤"

大家如果还记得前面的知识，应该知道红色食物通常是养心的，我们这里的"五红汤"不是专门养心的，而是补气养血的，不过它们并不矛盾，在补益气血的同时也可以养心安神。

这道"五红汤"，全称是五红补气养血汤。这五红分别是枸杞子、红枣、红小豆、红皮花生、红糖。这几种食材大家都不陌生，只不过我们通常不知道把它们放在一起用。

现在我们先来单看一下各味食材的功效。枸杞子特别适合脑力劳动者食用，可以缓缓地补肾阴，又不会加重体内郁结。经常熬夜用电脑的人，往往偏阴亏，就可以用一些枸杞子。它的性味非常温和，长期吃都没有问题，可以很好地补益肝肾。

大红枣，是大家都很熟悉的补血养颜佳品。红枣性平，味甘，可以补中益气，安神养血，改善血液循环，让脸色更红润。所以古话说"日食三颗枣，百岁不显老""门前一颗枣，红颜永到老"等。由于性味特别平和，所以它是孕妇补血，养血的上选。

赤小豆，是被李时珍称为"心之谷"的药食两用之品，由于赤入心，它又形似肾，所以可以清心养神，健脾益肾。而且，由于它能排脓散血，所以对于清除体内瘀血也有不错的功效。

至于花生，很多人可能不知道，它能凝血止血，还能滋血通乳，这是现代营养学已经证实的结论。所以对于产妇来说，花生也是很好的补养品。

红糖性温，味甘，有益气补血、健脾暖胃、缓中止痛的作用，能帮我们慢慢恢复正气，有助于改善贫血症状。

虽然表面上看起来，这五红不像阿胶、当归一样，对补血有非常强劲的效果，而且有的甚至不能直接补血，但是我们调养身体要注重整体，把活血化瘀与补血养血结合起来，才能让新生的气血畅通；把补养心肾与疏肝健脾结合起来，才能让五脏六腑都充分接受气血的滋养。最终，才能达到让身体各脏腑组织都有充足气血濡养的效果。

五红汤里的各味材料都是食物，这意味它们都比较平和，很难有立竿见影的效果。与此同时，这种滋养又是非常深入、非常持久的。大家不要心急，你多一点儿耐心，坚持喝下去，才能感受到它的珍贵之处。

它的具体做法很简单，准备枸杞子20粒、红枣5个、赤小豆20粒、红皮花生20粒、红糖2勺。准备一个陶罐或者瓷碗，加适量水，放入这些食材；盖上盖子后，放在加了水的锅中蒸，水烧开后转小火，蒸20分钟即可。

如果是平日里贫血体虚，或者经血量大，经期过后头晕眼花、面容苍白，以及由于体虚而痛经的女性，都可以经常喝五红汤进行调理，不仅能解决生理期问题，还可以强壮体魄。我们家的女性，经常在经期过后喝一点儿五红汤。因为不管你是不是气血不足，女性生理期过后，都是有气血损耗的，所以都需要注意加以调养。

# 三、祛湿毒就是去隐患

## 1. 湿邪是健康的一大隐患

对很多人来说，湿邪是一个比较陌生的名词，似乎不像风邪、寒邪那样可怕。但从某种意义上来说，湿邪可以说是现代人最大的健康隐患了，因为我们今天的医疗技术，可以用手术应对危重疾病，也消灭了很多要命的传染病，而对很多慢性病，我们是没有办法的。很多可怕的慢性病，比如脂肪肝、高血压、心脑血管病，甚至一些恶性肿瘤，都是湿邪引起的。

在南方北方都待过的人应该知道，南方的冬天比北方更难熬，为什么呢？不是因为北方有暖气，而是因为北方是干冷，相对容易忍受。而南方是湿冷，是那种深入骨髓的冷。这也就是"湿邪"的特性，它特别容易深入、容易渗透。

这些特性使得湿邪特别难对付，如果你不加理会，任由它在体内留存，就会给健康带来极大隐患。

如果体内有湿邪，我们容易得皮肤病。看起来皮肤病似乎没什么大碍，治不好大不了也就是难受一点儿嘛。然而，湿气才没这么好惹。

大家知道，脾主运化，我们的脾是运化水湿的，可是脾胃最怕湿气。如果体内有湿邪，就很容易胃口不好、消化不良。这肯定会影响到全身各脏器的营养状况。

不仅如此，因为湿邪重浊黏腻，特别容易伤阳气，还会影响到气血的流通。一旦气血运行不通畅，身体真的是百病丛生。而湿邪引起的气血问题，也特别难对付。它不像是气虚血虚，我们补益就是了。一旦被湿邪所困，就麻烦了，它总是跟其他外邪、内邪绑在一起，以慢性病的形式存在，并且总是越来越严重。

比如说风湿吧，风邪很容易祛除，寒邪也很容易祛除，所以受了风寒，我们只需要一碗姜汤就能轻松把它们赶走。可是风湿呢？直到现在我们依然没有很好的办法，因为风邪易去，湿邪难除，湿邪的存在，让风湿成为令人头痛的慢性病。

在风、寒、暑、湿、燥、火这"六淫邪气"中，中医最怕的也是湿邪，因为它非常容易跟别的邪气"狼狈为奸"，遇到寒气就变成寒湿，遇到热邪就变成湿热，和风在一起就变成风湿，而且很难除掉。

但是，再难除掉，我们也肯定会想办法努力。只不过，与费力去除相比，预防外湿内湿才是最好的策略。现代人的很多生活方式，都为湿气的产生大开方便之门，所以我们需要掌握体内有湿气的信号，一旦发现就马上引起警惕。同时，也要了解到哪些生活习惯容易招惹湿邪，这样才能拒它于千里之外。

## 2. 秒懂体内湿气大的信号

在所有致病的邪气中，中医最头痛的就是湿邪，因为很难除掉，我们一向有"千寒易除，一湿难去。湿性黏浊，如油入面"的说法，这个"黏浊"，就是湿气的特性。

首先，它很"黏"，跟口香糖似的，粘上什么就不肯下来了，你想把它赶走很难。所以，体内有湿的人，做什么都感觉不爽，就连排泄都是，小便不畅、大便黏滞等。而且，跟湿有关的病证，也是黏性很强，难以痊愈，比如风湿病。

其次，它很"浊"，确切来说是"重浊"，这种气很重，所以特别容易困住你，让人觉得头很重，身子很困，四肢有抬不动的感觉。要是我们被湿邪困住，那么你会觉得头好像裹了什么东西一样，特别不清爽，很压抑，沉重。而"浊"是说湿气流通不畅，它总是阻碍正常气血，却非常容易与各种邪气一拍即合。

另外，湿气是阴邪，所以它特别容易损伤阳气。有人说，既然这样那就用温补之药好啦。没这么容易的，如果是寒湿还好说，如果是湿邪和热邪结合变成湿热的时候更麻烦，你肯定不能随便用温热的药，否则热邪更盛。

这种种特性，决定了湿邪在体内的表现。它会让整个人的动作节奏都变得迟缓，而且无精打采，还特别容易肥胖。具体来说，我们可以从以下几个方面来判断。

首先是看感觉，起床时的状态，是神清气爽还是特别疲劳、有气无力、头晕，如果觉得一点儿不清爽，懒得动，基本上都是体内有湿。湿气不除，睡再久也睡不够。如果同时感觉小腿肚子发酸发沉，而你前一天并没有爬山、走远路，那就可以确定体内湿气很重。

然后是看痰液。洗漱的时候，看看自己是不是总是恶心，想要干呕。如果一刷牙就恶心，同时感觉嗓子里不清爽、不干净，总有痰液，却又吐不出来，那也是有湿气。

接下来是看体液的量。如果体内湿气过重，就会跑到各处脏腑经络中，而"五脏化液：心为汗，肺为涕，肝为泪，脾为涎，肾为唾，是为五液"，也就是说，湿邪会化生成为五液，分别是汗液、鼻涕、眼泪、口水、唾液。如果五液过多，也可能是湿气重。

然后就是大便。如果大便总是粘在马桶壁上不容易冲干净，或者需要用三五张卫生纸才能擦干净，也说明体内有湿气。如果大便总有排不净的感觉，那么毫无意外就是湿气作祟。

另外，湿邪在哪里，哪里就有症状表现出来。如果湿气停留在体表，你就会周身沉困、四肢酸懒沉重、长湿疹等。如果进一步侵入关节，就会关节酸痛、沉重、活动不利，而且疼痛的地方固定。如果湿邪上侵头部，就会感觉"头重如裹"。如果湿邪停滞在胸腹部，就会胸闷胃胀、小便短涩、大便不爽。如果湿邪往下走，会出现下肢水肿、小便混浊、腹泻等症状。

一般来说，经常觉得浑身乏力的人、皮肤经常长湿疹的人、容易出现浮肿者和体型肥胖的人，往往都是体内有湿，这些人群要尤其注意祛湿毒。

## 3. 为何现代的人湿气那么重?

要说起我们现代人的生活条件、医疗条件，那肯定比古人要好得多，可是你要说我们的身体状况就比古人更健康，那可真不一定。

我们现代人，不仅普遍阳虚，还普遍体内湿气很重，十个人里有八九个体内有湿。以前我们常说四川湖南人爱吃辣，现在变成了全国人民爱吃辣，为什么呢? 因为大家体内都有湿气，以前只有居住在湿气较重地区的人们才需要辛辣的食物，现在就变成了大家都需要，于是川菜馆大受欢迎。

前面我们讲过体内有湿气的人身上会表现出哪些症状，现在我们就来讲讲大家为什么湿气那么重，以便我们从根本上来杜绝湿邪侵袭。

首先我们要知道，湿邪分为内湿和外湿。什么是外湿呢? 比如看到下那种如牛毛似的雨时，很多人不打伞，悠闲地散着步，倒是淋不坏，可是湿气就这样进入体内。而下雨天光着脚丫踩水，去景区旅游累了就坐在地上休息，以及生活环境潮湿，都会导致外湿入侵。

外湿还算是好解决的，更麻烦的是内湿。比如，现在很多人特别爱吃雪糕，而且是不分季节，想吃就吃;或者大鱼大肉、肥甘厚腻食物吃得太多、暴饮暴食等，伤了脾胃的功能。而脾的作用是运化水湿，当脾出现状况以后，那些没有办法被运化的"水湿"，就成为湿邪留在体内。

还有一些人从来都不喜欢运动，下楼用电梯，出门必坐车，以至于体内严重缺乏阳气，同时由于气血流通不畅，导致内湿严重。

湿气在我们体内堆积，还有一个罪魁祸首是空调。空调固然给我们带来了极大便利，让夏天过起来舒爽多了，免得天天大汗淋漓。可是大家不知道，出汗是排出湿气的一种重要方式。夏天趁着阳气旺盛，一定要出出汗。谁的体内都会有湿气，排出去就好了。如果夏天不出汗，不排湿气，时间长了，湿毒就越来越多，人也越来越容易生病。

很多时候，我们身体所受的各种影响，都不是独立存在的，往往一环扣一环，就比如说阳虚和湿毒。阳气是我们体内自带的对付湿气的最重要手段，可是偏偏湿气重的人总是阳虚，于是重浊的湿气又会进一步加重阳虚症状，形成了一个恶性循环。

反过来，阳虚的人，又缺乏有效的力量来对付湿邪，所以很容易被它缠上。因此，阳虚的人往往体内有湿，而体内有湿的人又往往阳气虚弱，大家要把这些问题结合起来考虑，才能从根本上防范病邪。

## 4. 一杯祛湿茶，一身都轻松

每到夏天的时候，都会有不少朋友给我打电话咨询同一症状。为什么不来医院呢？因为他们想要咨询的症状不像是病，却又很难熬。

比如，其中一位梁大妈，说自己没胃口，整个人也没什么精神。老伴说她矫情："夏天谁不是这样的？就你难受？"梁大妈觉得自己很委屈，顿时火冒三丈，坚持说自己可能得了什么重病，非要去医院检查。结果没查出什么毛病，可是她不依，把电话打给儿子，说自己特别不舒服。儿子一开始吓一跳，连忙带她又检查一遍，没毛病。没办法，总得给老母亲一个交代，于是把电话打给我。

我详细了解情况以后，跟他说，老人家这可能是湿气太重，有空可以过来看看。结果一见面，果然如此，她年岁大了，本来脾胃功能就不是很好，又正值长夏，湿邪中阻，所以才有了上面的症状。

听我给出病因，证明她不是无理取闹求关注，老人家满意了。感觉自己这问题并不严重，她也不打算吃药，这就要回家。我跟她说，药是不必吃，不过可以用食疗祛湿。

我给她推荐的祛湿方子之一，就是我们今天要介绍的这款祛湿茶，把100克茵陈、100克车前草，用1000毫升水浸泡10分钟，然后大火烧开后转成小火煎煮20分钟即可。大家可以加一些白糖调味，在1天之内分成多次喝完。

所谓三月茵陈四月蒿，在初春生长出来的茵陈，拥有初春的少阳升发之气，所以不仅能够有助于阳气升发，还可以疏解肝郁，清热利湿，尤其擅长清肝利胆。因为茵陈入肝胆，能去肝胆的实火，不过它的药性较为柔和，所以大家可以作为食疗小药方来用。

而车前草也是一味著名的利水渗湿中药，主治小便不利、淋浊带下、水肿胀满、暑湿泻痢、目赤障翳、痰热咳喘。大家可以看到，它的主要功能就是清热渗湿，对于下焦的湿热非常有效。可能喝了车前草茶以后大家发现自己小便的量有所增加，那不是因为喝水喝多了，而是药草发挥了渗湿的作用。

茵陈能清热利湿，车前草可以利尿止泻、渗湿，这两种药物搭配在一起使用，还可以增强疗效。所以这杯茶，清热除湿的效果相当好。

当然，它们俩毕竟是药草，我也不建议大家长年累月饮用。一般来说，全国各地夏天都偏湿热，尤其是长夏，也就是阴历六七月份的时候，特别容易体内有湿。所以这一时期大家除了少吹空调，让自己自然出点儿汗以外，还可以给自己和家人熬上一点儿祛湿茶，清爽地迎接秋冬的到来。

## 5. 薏米这样用，祛湿的功效最好

作为五谷、种子，薏米能养胃，而且更关键的是，利湿效果非常好。

大家注意，我这里用的词是"利湿"，利湿是什么意思呢？由于湿邪非常难缠，所以中医找出了很多对付它的方法，有利湿、燥湿、化湿、渗湿、胜湿、收湿等，虽然它们都属于祛湿，但有明显的不同。利湿是通利，用药物让湿邪从小便中排出，更适用于中下焦的湿邪；燥湿是用一些苦味药物来祛湿，主要针对中焦湿热；化湿是用芳香类药物将湿化去，让身体自行吸收；渗湿是让水湿通过渗透而散掉，有些有利尿作用，有些没有。

我讲这些主要是让大家有一个简单的印象，不能把所有祛湿、除湿类的药材混为一谈，也让大家明确薏米的确切功效。它性凉而沉降，不像那些辛香温燥的药物一样架起一把火来烧水，而是像疏通水道一样，帮我们把体内的水湿排走。

和同类药物相比，薏米最大的好处就是安全，它是药食两用之品，因此特别适合大家平日里祛湿或者长期食用。只不过，我相信很多人吃薏米都是直接拿来煮粥喝，或者作为杂粮一起蒸米饭。

大家可能不知道，同样是薏米，不同的烹饪方法，药用效果是不一样的。比如前些天有患者找我咨询，说是听说薏米能祛湿健脾，自己就天天煮粥喝，可是好几个月过去，自己都快喝吐了，也没见到什么效果，问我是自己买的薏米有毛病，还是这个方法本身有问题。

我仔细问了问他的情况，原来啊，他长久以来一直脾胃虚寒，消化功能特别差。薏米虽然利湿效果很好，但是生的薏米性凉，直接煮粥喝，他的脾胃接受不了，所以起不到健脾利湿的效果。如果换成用炒过的薏米煮粥，效果就会好多了。

又过了一段时间之后，他告诉我，果然好多了。那么，为什么炒过的薏米就可以？道理很简单，一般来说，如果生品偏凉的，炮制成熟品以后，寒凉之性就会大减，药性更加平和。

虽然说生薏米直接煮粥做饭利水渗湿的效果不错，但是由于性偏寒凉，所以我建议平素脾胃虚寒的人，最好不要吃生薏米，而是加工成炒薏米以后，再来煮粥或者泡茶。

它的制作方法也非常简单，你只需要把洗干净的薏米用小火慢慢炒，炒至微黄色、鼓起时关火，倒出来以后晾凉，你会发现它们上面有焦斑，还有微微的香味。

用这种炒薏米来煮粥，你就不用怕它的寒凉之气了，而且利湿的效果依旧明显。另外，除了跟生薏米一样煮粥喝，这种炒薏米还有一种非常方便的食用方法，那就是泡茶喝。不爱喝薏米粥的人，可以每天取一汤匙炒薏米泡茶喝，坚持下去，你会发现很多困扰你许久的问题都悄悄不见了。

## 6. 主食做成这样，既好吃又健脾化湿

在我们中医看来，一饮一啄里面都充满了学问。同一种食物，你用的水火分量、时间不同，也就意味着阴阳不同，最后使得烹饪好的食物性味都有了细微的差异。这种差异，原本无足轻重，但长年累月积累下来，就在体内产生了质变。

这跟我们熬制中药的道理是一样的，你用什么材质的器皿、对火候的把握、药气是否能充分流通融合，对最终的药效都有很大影响。在食物身上，这一点可能体现得不大明显，但它同样非常重要，只不过总被人们忽视。

今天我要给大家推荐的健脾化湿之品，跟药物没关系，只需要大家把日常生活中的主食略微改变一下。

在此之前，我想先问大家一下，脾作为阴土，它是喜燥恶湿的，最怕湿，最喜欢燥。大家没听说过谁脾阴虚吧？它最喜欢阳气，最喜欢干燥。干燥的环境才有利于脾气的升运，否则，湿漉漉的、沉甸甸的，肯定会往下走，不利于往上升。

那么，我们日常的主食，怎样才能为脾胃创造一个它喜欢的环境呢？我觉得，那就是吃点儿锅巴、馒头片、面包干。你没有必要天天吃，但要有意识地每周吃上几次，尤其是体内明显有湿气的人。

以前我们都是用普通的锅煮米饭，锅底总是有一层硬硬的锅巴，小时候我们还特别爱吃那些锅巴。现在用电饭锅，都没有锅巴了。我后来发现，韩国人的石锅拌饭还保留着这一传统，他们的拌饭最下面挨着石锅的那一层，硬硬的、焦焦的，就是干燥、温热的，对于整顿餐饭的性味来说，是非常有益的。

很多有胃病的人都听到过"馒头比米饭好消化"，其实不见得米饭多么难消化，只是馒头或者说面食相对偏燥一些，脾更喜欢一些。当然，我并不是主张让南方人都改吃面食，只是大家要对自己的身体状况和饮食性味都有一些了解与掌控，这才是防病的最好办法。

体内有湿的人，或是担心体内有湿的人，除了锅巴，还可以经常吃一些干馒头片、面包干。也就是把我们日常吃的馒头切成片烤干，面包片烤干就可以了。烤干以后，它们都有了一种"焦香"。注意，这不是让你把它们烤焦了，千万不能烤焦，有害健康。这里的焦香是一个中医术语，焦香是入脾的，可以很好地健脾化湿。

中药里有一味药叫黄金膏，也叫锅焦丸，就是用焦锅巴为主药，配上山楂、神曲之类的药物，主治老人脾虚气弱。如果我们不需要吃药，用我们生活中再常见不过的主食，就能顺利达到健脾化湿的功效，何乐而不为呢？

## 7. 用它和盐煎水泡脚，温中散寒祛湿邪

大家应该都有过类似的体验：淋了雨、受了寒，家里老人都会叮嘱你洗个热水澡、喝杯姜茶，以防寒湿。

今天我给大家介绍的方法，是用干姜和粗盐煎水泡脚，温中散寒祛湿的效果相当好。有很多人冬天的时候脚丫子好好的，一到夏天就开始长水泡，这就明显跟湿邪有关。这时候，用姜盐水泡泡脚，既可以治疗脚气，还能帮体内除湿。

当然，它的作用可不是仅限于此。如果你是一名风湿患者，可以坚持每天晚上用姜盐水泡脚，泡上30分钟，虽然不能根治风湿，但是对于减轻症状效果非常明显。

大家都知道姜能祛寒，可你知道它为什么能祛寒吗？大家可以试着嚼一根姜丝，咽下肚以后，除了辣，你还能感觉到热乎乎的。这是因为姜的气，流通速度比你体内的气快，它改变了你体内气的流通速度，让气血流通更快，所

以你会觉得热。

这种更快的速度，一方面有助于化解气滞血瘀的状况，另一方面能很好地散寒祛湿。因为姜的气是发散的，往外散，能帮我们带走寒邪、湿邪。

可是，姜让你产生的这种热，不是它带给你的，是你体内本身的能量，所以你不能天天喝姜茶，否则消耗有点儿大。而且，体内有热的人也不适合用姜，否则特别容易上火。

但是，用它来泡脚就没有问题了。要知道，祛湿不像祛寒那样容易，你喝一两顿姜汤效果不大，所以对于体内有湿的人来说，用姜盐水泡脚，是更好的选择，适合长期坚持下去。

我新认识的朋友里有一位风湿患者，每到下雨天，膝盖都痛得要命，吃了多少药都不能除根。我就把这个方法介绍给她。她专门买了一个泡脚用的大木桶，每天装上一大桶姜盐水，把脚、小腿和膝盖全都没进去，就这样不断加水，保持温度在40℃，泡30分钟。

坚持了大半年以后，她跟我说，虽然一到变天还是难受，但明显感觉没那么痛了，她要继续坚持下去，即便不能除根，也要把影响降到最低。

如果你饱受风湿困扰，不妨也试试看。只需要把一块拇指大小的干姜切成片，和一勺盐一起，用小火煎煮5分钟，或者直接用热水浸泡，等到温度合适的时候泡脚就可以，水的温度最好是40℃，最高不能超过50度。不仅祛寒效果很好，还可以把体内的湿气也一起带走。

泡脚的姜，我们最好选择干姜，因为干姜都是老姜或者专门入药的姜，发汗用生姜好，祛寒祛湿最好用干姜。而盐，可以用粗盐，不仅能消毒杀菌，也有发汗除湿的效用。

## 8. 家有三年艾，郎中不因湿毒来

今天在我国的很多农村，还有端午节在门楣上插艾草的风俗，还有"悬艾人，戴艾虎，饮艾酒，食艾糕，熏艾叶"，目的就是驱赶蛇鼠虫蚁以及各种病邪。

为什么选择艾草？肯定是冲着它的功效去的。端午时节，正是各种暑热之气开始肆虐的季节，环境开始变得潮湿使得体内湿气加重，蚊虫也大量滋生使得传染病容易流行，而艾叶这时候就可以大显身手了。

艾叶是一种应用非常广泛的中药。在盛产优质艾叶的湖北蕲州，一直流传着"家有三年艾，郎中不用来"的谚语。这真不是吹牛，也没有过于夸张。

艾叶性温，味苦、辛，入脾、肝、肾经，可以有效地散寒除湿，温经止血。它能驱除蚊虫，更能驱除病邪。虽然味苦，但艾叶是一味芳香化浊的中药。

古人早就认识到了艾叶的这种功效，并且还发明了艾灸这种保健方法。也就是把艾叶晒干打碎以后打成绒，做成柱状，然后点燃，让它柔和的芳香之气缓缓释放出来，随着火力，在体内慢慢地把经络中的寒气和体内的水湿之气疏通疏散开。

艾叶既有一种缓和的疏通力量，还有特别好的收藏性，所以才能把火力和宣通的力量都集中起来，达到疏通病灶的效果。所以在我们中医看来，艾叶最能物尽其用的方法，就是艾灸。

为什么说是三年艾呢？年头越久的，性味就越柔和，这跟人是一个道理，年轻人脾气大、性格强，老了就更加柔和绵长。所以新艾劲头冲，但不持久，而陈艾更柔和、更持久，就跟小火熬药一样，温通散寒祛湿的力量是更强的。

如今大家自己艾灸也很方便，市面上很容易买到艾条，考虑到安全问题，可以用隔姜灸、隔蒜灸、隔盐灸、隔饼灸、黄蜡灸、硫磺灸等间接灸的方法，不用担心留下瘢痕。我通常不建议大家直接在家艾灸，最好让专业人士帮你。

我们自己在家可以做的，是用艾叶煎水泡脚，或者泡茶喝。这可以很好地散寒祛湿，还可以温养经络，去虚火和寒火。大家如果有条件，春天的时候，采集一些艾叶的幼苗，晒干以后储存好，每次取3克左右，用开水泡茶喝。或者，将艾叶放进热水里泡脚，也有同样的效果。

说实话，用艾叶煎水，不管是泡脚还是喝掉，都很可惜，因为难以最大限度地发挥它的作用，这些使用方法最大的好处就是方便。

另外，年老体弱的人，以及孕妇、儿童泡脚都要谨慎，建议大家遵医嘱。